Adeel Kamal
Mubassar Fida

Caraterísticas dentárias dos pacientes que sofrem de DTMs

Adeel Kamal
Mubassar Fida

Caraterísticas dentárias dos pacientes que sofrem de DTMs

ScienciaScripts

Imprint

Any brand names and product names mentioned in this book are subject to trademark, brand or patent protection and are trademarks or registered trademarks of their respective holders. The use of brand names, product names, common names, trade names, product descriptions etc. even without a particular marking in this work is in no way to be construed to mean that such names may be regarded as unrestricted in respect of trademark and brand protection legislation and could thus be used by anyone.

Cover image: www.ingimage.com

This book is a translation from the original published under ISBN 978-613-7-99009-4.

Publisher:
Sciencia Scripts
is a trademark of
Dodo Books Indian Ocean Ltd. and OmniScriptum S.R.L publishing group

120 High Road, East Finchley, London, N2 9ED, United Kingdom
Str. Armeneasca 28/1, office 1, Chisinau MD-2012, Republic of Moldova, Europe
Printed at: see last page
ISBN: 978-620-8-14604-7

DEDICAÇÕES

Esta dissertação é dedicada à minha mãe pelo seu amor, apoio, tolerância e

orações.

AGRADECIMENTOS

Gostaria de estender a minha sincera gratidão aos meus supervisores, Dr. Mubassar Fida e Dr. Attiya Shaikh, que acreditaram nos meus esforços. Foram muito tolerantes e determinados a levar-me até ao fim. Foram uns motivadores maravilhosos que me ajudaram não só na realização desta investigação, mas também nas diferentes fases da minha residência.

Gostaria também de agradecer aos meus colegas, em especial ao Dr. Waqar Jeelani, à Dra. Maheen Ahmed, à Dra. Farheen Fatima e ao Dr. Hafiz Taha Mahmood, pela sua ajuda e apoio permanentes ao longo destes quatro anos.

ÍNDICE DE CONTEÚDOS

LISTA DE ABREVIATURAS

Abbreviations	Terms
TMD	Temporomandibular Disorder
TMJ	Temporomandibular Joint
OR	Odds Ratio
NIC	National Identity Card
ERC	Ethical Review Committee
Sur	Surgery
SPSS	Statistical Package for the Social Sciences
Inc	Incorporation
AKUH	Aga Khan University Hospital
VAS	Visual Analogue Scale

CAPÍTULO 1

RESUMO:

INTRODUÇÃO:

Este estudo teve como objetivo determinar a associação entre diferentes caraterísticas dentárias e desordens temporomandibulares (DTMs). A identificação precoce e o tratamento adequado destas caraterísticas dentárias numa idade precoce podem prevenir a possível incidência de DTMs no futuro

OBJECTIVO:

Determinar a associação entre as diferentes caraterísticas dentárias e as perturbações temporomandibulares

CONCEPÇÃO DO ESTUDO:

Caso-controlo

CONTEXTO DO ESTUDO:

Clínicas dentárias, Hospital Universitário Aga Khan, Carachi.

DURAÇÃO DO ESTUDO:

1st julho de 2016 - 31st abril de 2018

SUJEITOS E MÉTODOS:

Uma amostra de 266 indivíduos foi igualmente dividida em casos e controlos. Os dados foram estratificados de acordo com a idade e o género. A associação entre as caraterísticas oclusais dentárias e as DTMs foi determinada através do teste do Qui-quadrado.

Foram calculadas as probabilidades de desenvolver DTMs em relação a cada caraterística dentária.

RESULTADOS:

No sexo masculino, foi encontrada associação significativa entre Classe dentária da má oclusão ($p < 0,001$), sobressaliência ($p < 0,001$), apinhamento ($p < 0,001$) e mordidas cruzadas ($p = 0,005$) para a faixa etária de 18 a 26 anos. Uma associação significativa foi encontrada para Classe dentária ($p = 0,016$), overjet ($p = 0,007$), apinhamento ($p = 0,001$) e mordidas cruzadas ($p < 0,001$) para o grupo etário de 27-35 anos. No sexo feminino, uma associação significativa foi encontrada para overjet ($p = 0,036$) na faixa etária de 18-26 anos.

CONCLUSÕES:

Os indivíduos do sexo masculino devem ser aconselhados a correção ortodôntica de overjet, mordidas cruzadas, apinhamento e classe dentária de má oclusão. Os indivíduos do sexo feminino devem ser aconselhados a fazer a correção ortodôntica da sobressaliência.

PALAVRAS-CHAVE:

Distúrbios da articulação temporomandibular, má oclusão, má oclusão de classe III de Angle

CAPÍTULO 2

INTRODUÇÃO:

A desordem temporomandibular (DTM) é um termo coletivo que engloba a patologia dos músculos da mastigação, das articulações temporomandibulares e das estruturas associadas. Os sinais e sintomas variam entre dor e sensibilidade na articulação afetada, mialgia, diminuição da amplitude de movimento mandibular e sons articulares como estalidos e crepitação. As DTMs têm uma etiologia multifatorial que inclui trauma, predisposição genética, etnia, factores psicológicos, factores socioeconómicos e vários tipos de má oclusão.[1-4] Os estudos demonstraram que determinados grupos etários têm tendência para sofrer de DTM com mais frequência e que as mulheres tendem a sofrer desta doença com mais frequência e, normalmente, apresentam-se para tratar a dor e a disfunção.[5-10]

O papel da má oclusão na etiologia das DTMs tem sido amplamente debatido e discutido.[3,5,6] No entanto, não se chegou a um consenso devido aos resultados variáveis de diferentes investigadores. Ao considerar a relação das DTMs com o plano sagital, ou seja, a Classificação de Angle da má oclusão, não foram encontradas evidências na literatura. As classes de má oclusão de Angle foram definidas pela cúspide mesio-bucal do primeiro molar permanente superior e sua relação com o sulco vestibular do primeiro molar permanente inferior. A cúspide pode ocluir no sulco vestibular (Classe I), mesial ao sulco vestibular (Classe II), ou distal ao sulco vestibular (Classe III). No entanto, muitas caraterísticas morfológicas que afetam as caraterísticas funcionais ainda parecem desempenhar um papel nas DTMs, como a mordida aberta, a mordida profunda e a mordida cruzada. Essas relações dentárias podem causar interferências cuspais durante a função e, por sua vez, podem levar ao aparecimento de DTMs.[3] Uma possível explicação para a falta de evidências sólidas para correlacionar os factores causais é a diversidade de sinais e sintomas apresentados pelos pacientes com DTMs e a utilização de índices díspares para registar a disfunção. Fonseca et al[11] propuseram um índice anamnéstico para caraterizar os sintomas e sinais clínicos das desordens temporomandibulares. Este índice classifica os pacientes em sem DTM e com diferentes graus de DTM.

Gesch et al[1] investigaram a associação da má oclusão e da oclusão funcional com os sintomas de DTM e relataram que 60,9% da população não tinha apinhamento dentário, enquanto o apinhamento dentário prevalecia em 39,1%. Um overjet normal foi relatado em 60,8% da população, um overjet aumentado em 9,9%, e um overjet reduzido em 3,9%. A mordida cruzada não foi encontrada em 2,6%, enquanto 5,2% sofriam de mordida cruzada. Na sua amostra, 75,5% tinham uma sobremordida normal, no entanto 24,7% da população tinha uma mordida profunda. A oclusão normal foi registada em 37,9% e 66,1% da população tinha má oclusão. Thilander et al[12] investigaram a prevalência da disfunção temporomandibular e a sua associação com a má oclusão e relataram que 37,8% dos pacientes com mordida aberta, 29,2% com sobressaliência aumentada e 45,9% com mordida cruzada posterior sofrem de sintomas de DTM. Ishfaq et al[13] examinaram a prevalência da disfunção temporomandibular e referiram que 44% tinham uma abertura bucal reduzida e 56% tinham uma abertura bucal normal. Marangoni et al[14] avaliaram os tipos de mordida e as dimensões verticais e registaram uma frequência de 11,43% de mordida aberta no sexo feminino e de 15,38% no sexo masculino (OR = 1,208). Sonnesen e Svensson[15] avaliaram a ocorrência de sinais e sintomas de DTM em pacientes com mordida profunda e naqueles com sobremordida normal e concluíram que a mordida profunda é um fator de risco para DTMs. Mohlin et al[5] relataram um risco 10% maior de DTMs em pacientes com mordida profunda. Além disso, referiram que a probabilidade de sofrer de DTMs é de 3,12 para apinhamento, 1,43 para sobressaliência aumentada, 0,36 para mordida aberta, 3,75 para mordida cruzada, 1,1 para mordida profunda, 3,12 para má oclusão de Classe I, 0,76 para má oclusão de Classe II e 1,17 para má oclusão de Classe III.[5] Marklund e Wanman[1 6] relataram que a probabilidade de desenvolver DTMs é de 1,00 para overjet reduzido. Miyake et al[17] relataram que a probabilidade de desenvolvimento de DTMs para abertura interincisal reduzida é de 2,00.

CAPÍTULO 3

REVISÃO DA LITERATURA:

A articulação temporomandibular é uma articulação complexa que auxilia em várias funções, como a mastigação, a fala e a deglutição. Permite o movimento mandibular em três dimensões com a ajuda de músculos e ligamentos de suporte. A estrutura complexa da articulação dificulta a identificação de uma única etiologia para a sua patologia. A literatura contraditória pouco contribui para a identificação dos factores causais, o que continua a alimentar o debate em curso sobre a disfunção articular.

Anatomia da articulação temporomandibular

A articulação temporomandibular (ATM) é formada pelo côndilo mandibular e pela fossa mandibular do osso temporal. O disco articular separa estes dois ossos da articulação direta. A ATM é considerada uma articulação composta, uma vez que é constituída pelo osso temporal, o côndilo mandibular e o disco articular, que funciona como um osso não ossificado. É mais especificamente classificada como uma articulação gengivo-artrodial composta, uma vez que permite movimentos de articulação e deslizamento e a superfície interna da cavidade articular é revestida por um revestimento sinovial.[18]

O disco articular

O disco articular é composto por tecido conjuntivo fibroso denso. É desprovido de quaisquer vasos sanguíneos ou fibras nervosas, mas verificou-se que a periferia extrema do disco é ligeiramente inervada. A morfologia do disco pode ser explicada dividindo-o em três regiões, de acordo com a sua espessura. A área central é a mais fina e é designada por zona intermédia.

O disco é mais espesso nas regiões anterior e posterior. A região posterior é mais espessa do que a região anterior. Numa articulação normal, o côndilo situa-se na zona intermédia. Se o disco for examinado de frente, é mais espesso medialmente do que lateralmente.[19]

A forma do disco é determinada pela morfologia do côndilo e da fossa. Durante o movimento, o disco é flexível e adapta-se às exigências funcionais das superfícies articulares. No entanto, esta alteração em resposta às exigências funcionais nem sempre é reversível. Forças destrutivas ou alterações estruturais da articulação podem levar a uma alteração irreversível do disco articular, conduzindo a alterações biomecânicas durante a função.[20]

As fixações do disco articular podem ser resumidas da seguinte forma:[21]

Posterior: Trata-se de uma região de tecido conjuntivo frouxo, altamente vascularizado e inervado, também conhecido como tecido retrodiscal.

Superior: Esta é uma lâmina de tecido conjuntivo que contém muitas fibras elásticas e é designada por lâmina retrodiscal superior.

Inferior: Trata-se de uma lâmina de tecido conjuntivo que contém fibras colagénicas e é designada por lâmina retrodiscal inferior.

Anterior: As fixações superior e inferior estão ligadas ao ligamento capsular que envolve a maior parte da articulação. A fixação superior encontra-se na margem anterior da superfície articular e a fixação inferior encontra-se na margem anterior da superfície articular do côndilo. A área intermédia está ligada às fibras tendinosas do músculo pterigoide lateral superior.

Medial e lateral: As fixações medial e lateral estão no ligamento capsular e este divide a articulação em duas cavidades. A cavidade articular superior é delimitada pela fossa mandibular e pela superfície superior da articulação e a cavidade articular inferior é delimitada pelo côndilo mandibular e pela superfície inferior da articulação.

Inervação da articulação temporomandibular

A ATM é inervada pelo quinto nervo craniano (nervo trigémeo). Os ramos do nervo mandibular fornecem a inervação aferente. O nervo auriculotemporal fornece a maior parte da inervação e a inervação adicional é fornecida pelos nervos temporal profundo e massetérico.[19]

Vascularização da articulação temporomandibular

A ATM é suprida predominantemente pela artéria temporal superficial, artéria meníngea posterior e média, artéria maxilar interna, artéria auricular profunda, artéria timpânica anterior e artéria faríngea ascendente.[19]

Ligamentos

Os ligamentos funcionam como fibras de tecido conjuntivo de restrição passiva que ajudam a limitar e restringir os movimentos da borda.[22] Existem três ligamentos funcionais:

1. Ligamentos colaterais
2. Ligamento capsular
3. Ligamento temporomandibular

Os ligamentos colaterais ligam os bordos medial e lateral do disco articular aos pólos do côndilo. Normalmente são dois e também são conhecidos como ligamentos discais. O ligamento discal medial liga o bordo medial do disco ao pólo medial do côndilo. O ligamento discal lateral liga o bordo lateral do disco ao pólo lateral do côndilo. Estes ligamentos ajudam a impedir que o disco se afaste do côndilo à medida que desliza na direção anterior e posterior.[22,23]

O ligamento capsular envolve a ATM. As fibras do ligamento estão ligadas superiormente ao osso temporal ao longo das bordas das superfícies articulares da fossa mandibular e da eminência articular. Inferiormente, as fibras estão ligadas ao colo do côndilo. Este ligamento ajuda a resistir a quaisquer forças mediais, laterais ou inferiores que tendem a deslocar as superfícies articulares.[22,23]

O ligamento temporomandibular é composto por duas partes: uma porção oblíqua externa e uma porção horizontal interna. A porção externa estende-se da superfície externa do tubérculo articular e do processo zigomático póstero-inferiormente à superfície externa do colo do côndilo. A porção horizontal interna estende-se da superfície externa do tubérculo articular e do processo zigomático posterior e horizontalmente até ao pólo lateral do côndilo e à parte posterior do disco articular. A porção oblíqua resiste à abertura excessiva da boca e a porção horizontal limita o movimento posterior do côndilo e do disco[22,23].

Existem dois ligamentos acessórios:

1. Ligamento esfenomandibular

2. Ligamento estilomandibular

O ligamento esfenomandibular está ligado à coluna vertebral do osso esfenoide e estende-se para baixo até à língula. Não tem qualquer efeito sobre o movimento da mandíbula.[19,22,23]

O ligamento estilomandibular estende-se desde o processo estiloide até ao bordo posterior do ramo da mandíbula. Limita o movimento protrusivo excessivo da mandíbula.[19,22,23]

Músculos da Mastigação

Há um total de quatro pares de músculos que fazem parte do sistema mastigatório, nomeadamente o masseter, o temporal, o pterigoide medial e o pterigoide lateral.[24] Eles

estão resumidos na tabela 1.

Tabela 1: Músculos da Mastigação[24]

	Origin	Insertion	Action
Temporalis	Lateral aspect of skull	Anterior border of coronoid process and anterior border of ramus	Elevates, retrudes the mandible
Masseter	Zygomatic process, anterior $2/3^{rds}$ of lower border of zygomatic arch	Angle of mandible, lateral surface of ramus	Elevates the mandible
Lateral Pterygoid	**Superior:** Greater wing of sphenoid and infratemporal crest **Inferior:** Lateral surface of lateral pterygoid plate	**Superior:** Neck of mandibular condyle **Inferior:** Condylar process of the mandible	**Superior:** Stabilizes the mandible during lateral movements **Inferior:** Protrudes the mandible
Medial Pterygoid	Medial surface of lateral pterygoid plate	Angle of mandible	Elevates the mandible

Epidemiologia

A prevalência das DTMs varia devido a diferenças nas populações estudadas, grupos etários, métodos de diagnóstico, exames e critérios.[25] Luther[26] referiu uma prevalência global de 7-40%. Verificou-se que são mais prevalentes na adolescência e na idade adulta e variam entre 4,9-60%, conforme determinado na população sueca. [27,28]

Os dados que indicam a prevalência na nossa população são inadequados. Pequenos centros em diferentes regiões efectuaram estudos de observação que fornecem poucos conhecimentos sobre o peso da doença a nível nacional. São necessários estudos de base populacional alargada para determinar o número real de indivíduos que sofrem da doença. Wahid et al[29] avaliaram a prevalência e a gravidade das DTM em estudantes universitários e concluíram que 91,1% dos estudantes da sua universidade sofriam de vários graus de DTM. Um estudo efectuado por Ataullah et al[30] indicou que 20% dos estudantes universitários de medicina e de medicina dentária sofriam de DTM. Sakrani et al[31] compararam a incidência de DTMs entre as classes de má oclusão dentária e não encontraram uma associação significativa. Noutro estudo, Sakrani et al[32] verificaram que 18% dos pacientes que se apresentavam para tratamento dentário apresentavam sintomas de DTM e 12% dos pacientes ortodônticos apresentavam sintomas de DTM. Um estudo de Khan et al[33] investigou a incidência de estalidos articulares em pacientes que se apresentavam no seu departamento de ortodontia. Verificou-se que o estalido não era um achado predisponente para as DTMs e não estava relacionado com uma má oclusão específica.

Recentemente, Bertoli et al[34] efectuaram um estudo populacional de rastreio de DTMs e encontraram uma prevalência de sintomas de 34,9%. No seu estudo, os sintomas mais frequentemente relatados incluíam dor de cabeça e dor de pescoço (20,9%) e sons articulares (18,5%). A dor miofacial foi a condição mais prevalente (10,3%), seguida de deslocamento discal com redução (8,0%) e artralgia (3,5%).

Género

Verificou-se que as mulheres são mais propensas a desenvolver DTM do que os homens.[35] Ishfaq et al[13] examinaram uma amostra de doentes com DTM que eram predominantemente do sexo feminino (74%). Os factores predisponentes para as DTM nas mulheres foram identificados como não sendo casadas, hábitos parafuncionais como o bruxismo, o cerramento e o roer das unhas. A dor (100%), o estalido (56%) e o trismo (44%) foram as queixas apresentadas pelos indivíduos.

Idade

As crianças e os jovens adultos revelam um aumento dos sinais e sintomas à medida que envelhecem.[36] Os estudos revelam que a maioria dos sintomas de DTM são relatados por pessoas na faixa etária dos 20-40 anos.[37-39] Estudos longitudinais demonstraram que vários sinais e sintomas que ocorrem durante a adolescência desaparecem à medida que o indivíduo envelhece.[1,5]

Etiologia

Costen[40] foi o primeiro a descrever a etiologia das DTMs como uma alteração da condição dentária. No entanto, uma investigação extensiva revelou uma multiplicidade de factores responsáveis por esta condição. A secção seguinte aborda os vários tipos de desordens temporomandibulares e as suas etiologias.

Distúrbios dos músculos mastigatórios

A queixa mais frequente dos doentes com perturbações funcionais do sistema mastigatório é a dor muscular.[41] Os doentes referem normalmente que a dor está associada a actividades funcionais como a mastigação, a deglutição e a fala. A dor é agravada pela palpação manual ou pela manipulação funcional dos músculos. A restrição do movimento mandibular é comum. A dor muscular é de origem extracapsular e pode ser induzida principalmente por efeitos inibitórios da dor profunda. Na maioria das vezes, a restrição não está relacionada com qualquer alteração estrutural do próprio músculo. As condições normalmente observadas são a co-contração protetora, a dor muscular local e a dor miofacial. O mioespasmo e a mialgia mediada centralmente são menos frequentes. Estas condições partilham etiologias semelhantes, que incluem o aumento do stress emocional, a alteração das condições oclusais ou uma alteração prolongada da entrada sensorial.[19]

Distúrbios da articulação temporomandibular

Os achados mais frequentes em doentes com problemas articulares são a artralgia e a disfunção.[19] Os sintomas de disfunção incluem, normalmente, o estalido da articulação. São constantes, repetitivos e, por vezes, progressivos. Os distúrbios do complexo côndilo-disco resultam da rutura da função rotacional normal do disco no côndilo. A causa mais comum de rutura é o traumatismo.[42] Na deslocação do disco, a lâmina retrodiscal inferior e o ligamento colateral discal tornam-se alongados e o disco pode ser posicionado mais anteriormente pelo músculo pterigoide lateral superior. Quando isto é constante, o adelgaçamento do bordo posterior do disco pode permitir que o disco seja deslocado para uma posição mais anterior. Isto resulta numa deslocação translatória anormal do côndilo sobre o disco, provocando um clique durante a abertura (clique de abertura) ou durante a abertura e o fecho (clique recíproco).[43] (Figura 1) Na deslocação do disco com redução, deslocar a mandíbula até ao ponto em que reduz o disco ajudará a obter uma abertura mandibular normal. Nos casos em que o disco não é reduzido, o côndilo força o disco para a frente do côndilo, prendendo-o e limitando a abertura da boca. O diagnóstico definitivo de um disco deslocado permanentemente é feito através de imagens dos tecidos moles, como a ressonância magnética (MRI).[44]

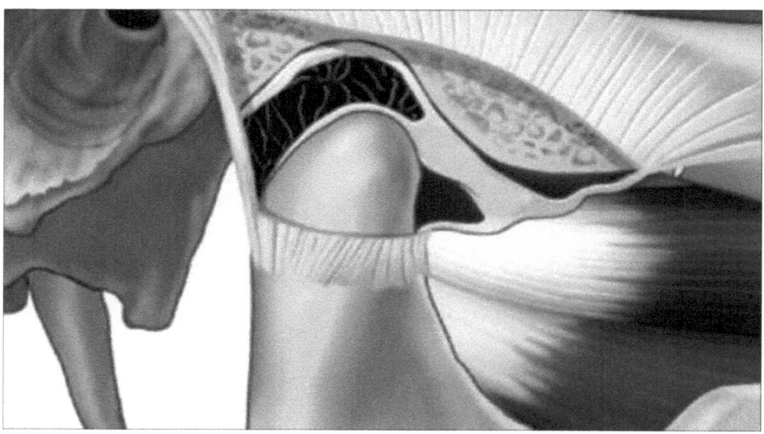

Figura 1: Distúrbio de deslocação do disco

Incompatibilidade estrutural das superfícies articulares

Estas perturbações resultam geralmente de uma alteração das superfícies articulares, de modo a que haja fricção e aderência que inibem o movimento normal da articulação. A incompatibilidade estrutural das superfícies é mais frequentemente causada por macrotraumas. Os quatro tipos de alterações estruturais incluem o desvio de forma, as aderências, as subluxações e as luxações espontâneas.[19,22]

Desvio de forma

O desvio na forma é causado por uma alteração nas superfícies articulares. Esta pode assumir a forma de um achatamento do côndilo ou da fossa ou de uma protuberância óssea do côndilo.

Aderências/Adesões

Uma aderência é uma colagem temporária das superfícies articulares e pode ocorrer entre o côndilo e o disco ou entre o disco e a fossa. As aderências resultam normalmente da carga estática da articulação ou da perda de lubrificação.

As aderências são condições permanentes em que se verifica o desenvolvimento de tecido conjuntivo fibrótico entre as superfícies articulares da fossa, do côndilo e/ou do disco.

Subluxações

A subluxação é um movimento súbito do côndilo para a frente durante a fase de translação da abertura da boca. Pode ocorrer na ausência de patologia e resulta normalmente de uma inclinação posterior curta e acentuada seguida de uma inclinação anterior mais longa da eminência articular.[19]

Deslocação espontânea

A luxação espontânea representa uma hiperextensão da ATM que fixa a articulação na posição aberta e inibe qualquer translação. Esta situação é designada por bloqueio aberto, uma vez que o doente não consegue fechar a boca. Isto pode ocorrer devido ao aprisionamento do disco na posição anterior ou posterior em relação ao côndilo. Com o disco localizado anteriormente, a abertura forçada da mandíbula faz com que o disco articular seja puxado através do espaço discal e o espaço discal colapsa. Isto impede o reposicionamento para a sua localização original. Quando o disco está localizado posteriormente, a abertura mandibular forçada faz com que o côndilo deslize sobre o disco, prendendo o disco atrás de si. Com o colapso do espaço discal, o côndilo é incapaz de regressar à sua localização anterior.[19]

Doenças inflamatórias

A inflamação das estruturas articulares associadas pode provocar dores fortes. Estas doenças são classificadas de acordo com as estruturas envolvidas: sinovite, capsulite, retrodiscite e artrites.[19,44-46]

Sinovite e capsulite

A inflamação dos tecidos sinoviais (sinovite) ou do ligamento capsular (capsulite) ocorre geralmente devido a um traumatismo.[47] Estas duas doenças são difíceis de diferenciar, uma vez que as suas apresentações clínicas são idênticas.[44] Para as distinguir, é necessária uma artroscopia.

Retrodiscite

A inflamação dos tecidos retrodiscais pode resultar de um traumatismo. O stress constante e prolongado destes tecidos pode também levar ao impacto destes tecidos pelo côndilo, conduzindo à inflamação.[48]

Artridas

As artrites referem-se à inflamação das superfícies articulares da articulação. Isto pode ocorrer devido a osteoartrite, osteoartrose e poliartrites.[45]

Osteoartrite e Osteoartrose

A osteoartrite representa um processo destrutivo através do qual as superfícies articulares ósseas do côndilo e da fossa se alteram.[49] É geralmente uma consequência de uma carga excessiva sobre a articulação. Com o passar do tempo, as cargas excessivas sobre a articulação conduzem a uma degeneração progressiva. A osteoartrose ocorre quando a condição artrítica se torna adaptativa, mas as alterações morfológicas que ocorreram permanecem.

Poliartridas

Trata-se de um grupo de doenças que provocam uma inflamação da articulação. Cada uma delas é identificada de acordo com a sua etiologia:

1. Artrite reumatoide: Trata-se de uma inflamação das membranas sinoviais que afecta várias articulações do corpo.

2. Artrite psoriática: A psoríase é uma doença autoimune que afecta principalmente a pele, mas muitos doentes podem também desenvolver artrite.

3. Hiperuricemia: Esta condição é mais comummente conhecida como gota. Os níveis elevados de ácido úrico no soro persistem e os uratos podem precipitar-se no líquido sinovial da ATM e causar hiperuricemia destas articulações.

4. Artrite traumática: Como o nome indica, os traumatismos na mandíbula podem provocar alterações nas superfícies articulares que produzem uma inflamação da conjunta.

5. Artrite infecciosa: Esta condição pode desenvolver-se devido a uma doença sistémica, a uma reação inflamatória ou a uma invasão bacteriana causada por uma ferida

penetrante.

Hipomobilidade mandibular crónica

Esta condição pode ser classificada de acordo com as etiologias, tais como anquilose, contratura muscular e impedância do processo coronoide.

Anquilose

A causa mais comum de anquilose é o traumatismo.[50] A hemartrose no interior da articulação pode desenvolver fibrose. Outra fonte de traumatismo pode ser a cirurgia.

Contractura muscular

As contracturas musculares podem ser classificadas como miostáticas ou miofibróticas, tal como descrito por Bell.[51] A contratura miostática resulta quando um músculo é impedido de se estender completamente e se desenvolvem aderências tecidulares no músculo ou na sua bainha. Segue-se normalmente a uma condição inflamatória ou a um traumatismo do músculo.

Impedância da coroideia

O processo coronoide passa ântero-inferiormente entre o processo zigomático e a superfície lateral posterior da maxila. Se o processo coronoide for alongado ou se houver fibrose nesta área, o seu movimento pode ser inibido e pode resultar em hipomobilidade da mandíbula.

Distúrbios do crescimento

As deficiências ou alterações no crescimento ocorrem normalmente devido a problemas de desenvolvimento que podem estar associados a traumas ou a factores genéticos. As perturbações do crescimento desenvolvem-se lentamente. As doenças neoplásicas devem ser diagnosticadas precocemente. Se não forem diagnosticadas, podem tornar-se agressivas.

Oclusão

Oclusão ideal

A oclusão refere-se à relação dos dentes maxilares e mandibulares quando estão em contacto funcional durante a atividade da mandíbula. Andrews[52] propôs as seis chaves da oclusão ideal, que são as seguintes

1. Relação molar

A cúspide mesio-bucal do primeiro molar permanente superior fica dentro do sulco do primeiro molar permanente inferior. Em alternativa, a superfície distal da cúspide disto-bucal do primeiro molar permanente superior deve entrar em contacto com a superfície mesial da cúspide mesio-bucal do segundo molar inferior. (Figura 2)

2. Sem rotações

Não deve haver rotações indesejáveis da dentição. (Figura 3)

3. Nenhum espaço

Não deve haver espaços entre os dentes e os pontos de contacto devem ser apertados. (Figura 4)

4. Inclinações da coroa

A inclinação da coroa é a inclinação labio-lingual ou buco-lingual da coroa. As inclinações corretas dos dentes anteriores superiores e inferiores contribuem para uma sobremordida e oclusão posterior normais. Os dentes posteriores nas arcadas superior e inferior têm uma inclinação lingual. (Figura 5)

5. Angulação da coroa

A porção gengival do longo eixo de cada coroa deve ser distal à porção incisal. (Figura 6)

6. Plano oclusal

O plano de oclusão deve ser plano, mas pode ter uma ligeira curvatura.

(Figura 7)

Uma sétima chave foi proposta por Bennett.[53] Esta consistia em não haver discrepâncias de tamanho dos dentes entre a dentição das arcadas maxilar e mandibular.

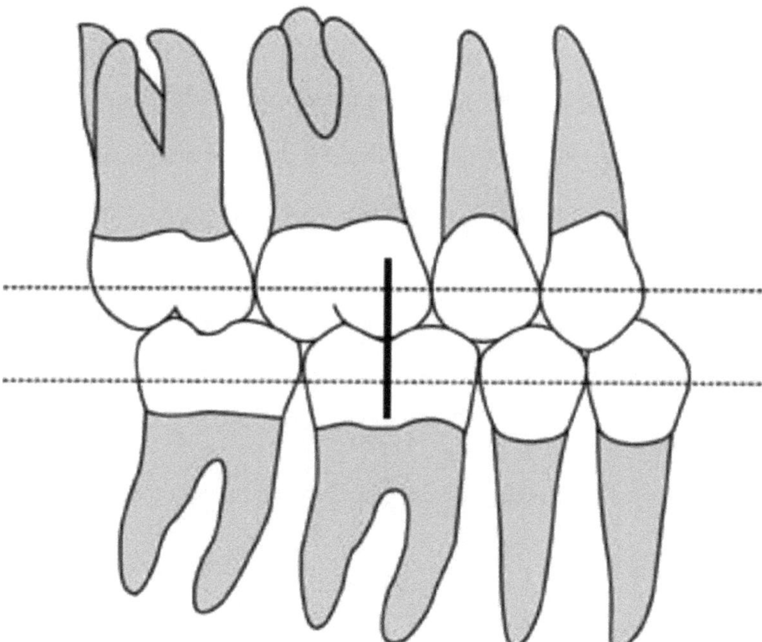

Figura 2: Relação molar

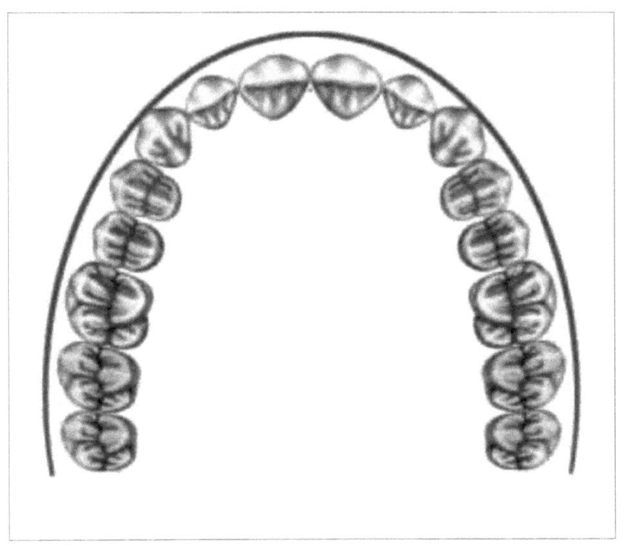

Figura 3: Sem rotações

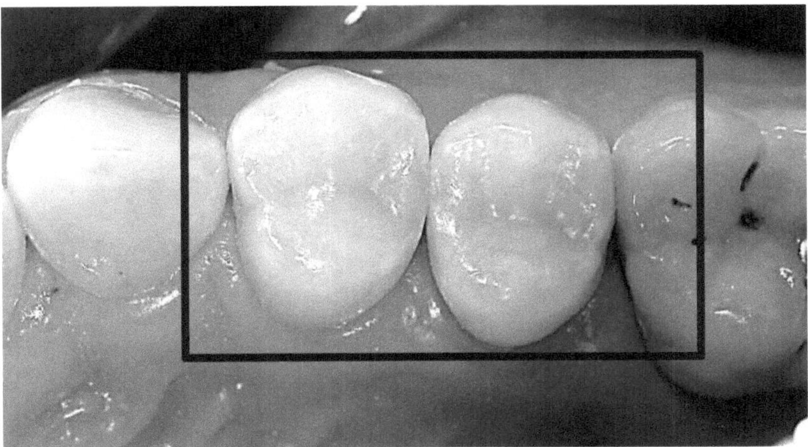

Figura 4: Sem espaços

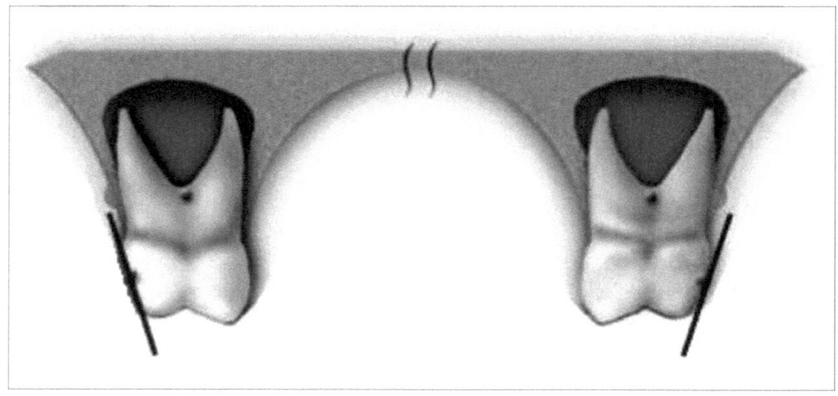

Figura 5: Inclinação correta da coroa

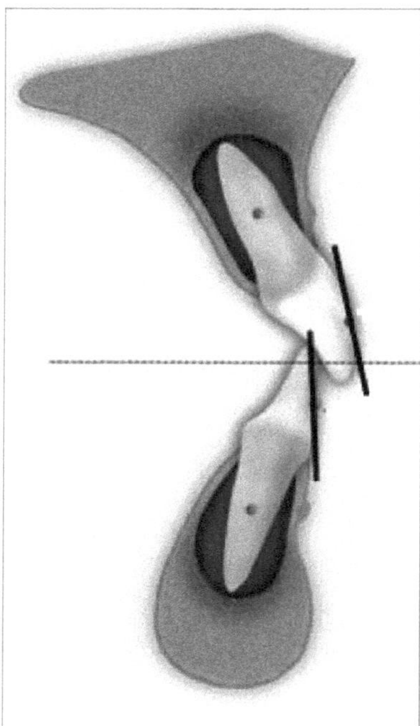

Figura 6: Angulação da coroa

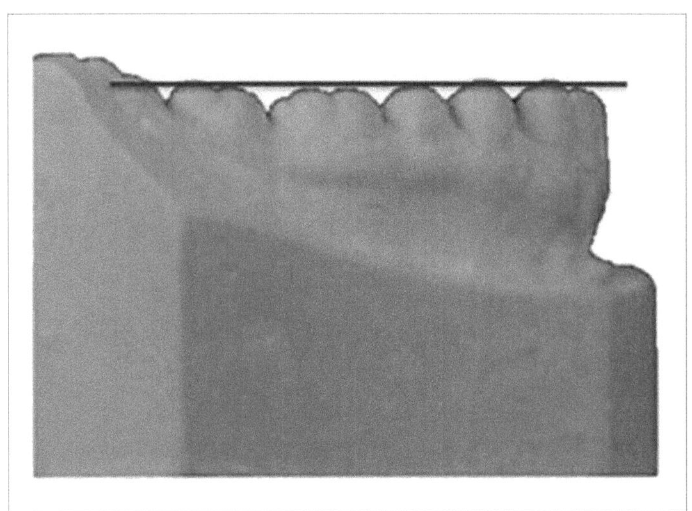

Figura 7: Curva plana de Spee

Conceitos fundamentais

Quando a mandíbula é elevada e os dentes são colocados em contacto, a articulação temporomandibular deve assumir uma posição estável. Ao longo dos anos, o termo "relação cêntrica" evoluiu e é atualmente definido como a posição mais superior dos côndilos nas fossas articulares, tendo sido determinada como uma posição estável e reproduzível.[54] Isto leva-nos a outro conceito importante que é a posição ortopédica estável. A posição ortopedicamente estável existe quando os côndilos estão na posição mais superoanterior nas fossas articulares, apoiados contra as encostas da eminência articular com o disco articular interposto.[54] É também importante compreender que a oclusão funcional óptima se desenvolve quando há contactos simultâneos de todos os dentes possíveis quando o côndilo está em relação cêntrica.[19,54]

De forma a manter a saúde das estruturas periodontais, é necessário que as forças oclusais sejam transmitidas através dos eixos longos da dentição.[55] Isto permite a disseminação de forças fora do eixo e transmite-as ao osso subjacente, o que reduz as hipóteses de danificar as estruturas periodontais de suporte. Os métodos através dos quais isto pode ser conseguido são os contactos dentários nas pontas das cúspides ou em superfícies planas, tais como as cristas das cristas marginais ou as fossas.[56]

Esquemas oclusais

O primeiro conceito que foi desenvolvido chamava-se oclusão equilibrada. Este conceito foi desenvolvido para próteses completas no campo da prostodontia para ajudar a estabilizar as bases da prótese. No entanto, rapidamente se percebeu que estes contactos são indesejáveis na dentição natural.   Okano et al[57] estudaram a actividades electromiográficas dos músculos mastigatórios e concluíram que o contacto bilateral durante os movimentos excursivos provoca um maior aumento da atividade muscular em comparação com a oclusão unilateral guiada pelo canino.

Durante o movimento excêntrico da mandíbula, as forças horizontais podem causar efeitos prejudiciais na dentição. O canino é o mais adequado para suportar estas forças horizontais, devido às suas raízes longas e ao osso compacto e denso que o rodeia. Quando um paciente move a mandíbula nas excursões laterotrusivas direita ou esquerda, os caninos maxilar e mandibular contactam e dissipam as forças horizontais. A isto chama-se orientação do canino.[19,58]

Alternativamente, os caninos podem não estar na posição mais adequada para suportar tais forças. Nesse caso, seria necessário desenvolver o que se chama de função de grupo. Vários dentes do lado de trabalho entram em contacto durante os movimentos laterotrusivos, que normalmente são os caninos, os pré-molares e as cúspides mesio-bucais do primeiro molar.[19,58]

O papel dos dentes anteriores é aceitar as forças dos movimentos excêntricos da mandíbula e o papel dos dentes posteriores é parar a mandíbula durante o fechamento. Por conseguinte, os dentes posteriores devem contactar mais fortemente do que os dentes anteriores quando se encontram na posição intercuspidal, o que se designa por oclusão mutuamente protegida.[19,58]

Resumo

Em resumo, é importante identificar os seguintes critérios para determinar uma oclusão funcional correta:

1. Os côndilos devem estar na posição músculo-esquelética estável quando a boca está fechada.

2. Todas as forças oclusais devem passar através dos eixos longos da dentição.

3. Durante as excursões laterotrusivas, deve haver uma desoclusão do lado mediotrusivo imediatamente.

4. Nos movimentos protrusivos, os contactos dentários nos dentes anteriores devem desocultar os dentes posteriores.

5. Os contactos devem ser mais pesados nos dentes posteriores do que nos dentes anteriores na posição vertical da cabeça.

DTMs e oclusão

Nos anos 50, logo após a identificação das DTMs por Costen,[40] pensava-se que a oclusão era o principal fator que contribuía para o processo da doença. Isto levou à realização de numerosos estudos[59-61] que visavam identificar factores oclusais que pudessem ter implicações potenciais. Nem todos os estudos[62-64] foram capazes de relacionar os factores oclusais com as DTM. De facto, alguns dos primeiros estudos realizados por Williamson e Simmons,[65] De Boever e Adriaens[66] e Stringent e Worms[67] concluíram que não existem factores oclusais associados às DTM.

A chave para compreender a relação entre a oclusão e a disfunção temporomandibular reside na capacidade de reconhecer que a oclusão pode provocar uma alteração na posição músculo-esquelética da mandíbula. A presença de instabilidade ortopédica pode ser avaliada quando os dentes são colocados em contacto. Nos casos em que não há contactos simultâneos dos dentes, o doente pode deslocar a mordida para encontrar um ponto de máxima intercuspidação. Embora esta possa ser uma posição oclusal mais estável, pode fazer com que a articulação seja deslocada para uma posição instável. Várias más oclusões dentárias têm sido descritas como tendo um efeito prejudicial na saúde da ATM, por exemplo, a má oclusão de Classe II de Angle, a mordida aberta e a mordida profunda.[68] Deve-se notar aqui que nem todas as más oclusões introduzem instabilidade ortopédica. Uma má oclusão estável é aquela em que pode existir uma má oclusão dentária significativa, mas quando os dentes são colocados em contacto, os dentes ocluem corretamente e os côndilos estão numa posição musculoesquelética correta.[19]

A evidência de que os factores oclusais podem predispor os pacientes para as DTMs varia na literatura. Para tirar conclusões, é necessário avaliar criticamente a qualidade do estudo. Existem poucos estudos populacionais de grande dimensão que descrevam com exatidão a associação das condições oclusais com as DTMs. Gesch et al[1] estudaram a associação da má oclusão e da oclusão funcional com sintomas subjectivos de DTMs em adultos. Não houve associações significativas entre os fatores de oclusão funcional e os sintomas de DTM. Mohlin et al[5] compararam adolescentes que apresentavam sinais e sintomas de DTMs com aqueles sem DTMs e os acompanharam até os 30 anos de idade. Muitos dos sintomas que apareceram durante a adolescência diminuíram com o aumento da idade, esclarecendo o efeito da idade na progressão das DTMs. Não foi encontrada nenhuma condição oclusal específica que estivesse significativamente associada às DTMs. Thilander et al[12] investigaram a prevalência de DTMs em crianças e adolescentes. Os pacientes foram acompanhados ao longo do seu desenvolvimento e os resultados mostraram que a prevalência da doença aumentou durante as fases de desenvolvimento. As meninas foram mais afetadas do que os meninos, e associações significativas foram encontradas entre mordida cruzada posterior, mordida aberta anterior,

Má oclusão de Classe III de Angle, e aumento da sobressaliência.
A inconsistência dos resultados relatados por diferentes investigadores é o que causa a controvérsia e o debate. Se determinados factores oclusais fossem a principal causa das DTMs, haveria concordância nos resultados dos estudos e poder-se-ia chegar a uma conclusão. No entanto, se a oclusão não fosse uma causa, a conclusão alternativa seria feita ao não se encontrar consistentemente qualquer relação entre os dois, em estudos consecutivos.

DTMs e ortodontia

A implicação da ortodontia nas DTMs veio a lume no famoso processo judicial "Brimm vs Malloy", em que o ortodontista foi acusado de causar as DTMs.[69] Como se provou mais tarde e se acredita atualmente, a ortodontia não leva ao desenvolvimento de DTMs e existe atualmente literatura suficiente que apoia o mesmo.[70-72] Ironicamente, a gestão das DTMs está nas mãos do ortodontista. Vários autores desenvolveram um guia para identificar positivamente a oclusão como um fator etiológico na patogénese e depois gerir a condição.[19,54] Vários fatores, como mudanças na posição condilar, na dimensão vertical e na condição oclusal, têm sido apontados como responsáveis pela redução das DTMs.[19,54] Egermark-Eriksson et al.[73] realizaram um acompanhamento de 20 anos dos sinais e sintomas de DTMs em indivíduos submetidos a tratamento ortodôntico. Eles concluíram que não existe um fator oclusal único que seja de grande importância para o desenvolvimento de DTMs, exceto a mordida cruzada unilateral. Além disso, os indivíduos que foram submetidos a tratamento ortodôntico não apresentaram um risco maior de desenvolver DTMs, como mencionado acima. Uma revisão da literatura realizada por Mohlin et al.[3] teve como objetivo avaliar associações entre diferentes más oclusões, tratamento ortodôntico e DTMs e também não conseguiu verificar tipos específicos de más oclusões com o desenvolvimento de sinais e sintomas significativos de DTM.

Gestão das DTMs

Quando um doente apresenta pela primeira vez sintomas de DTM, deve ser identificada a presença de instabilidade ortopédica. Isto pode ser feito através da utilização de um aparelho oclusal. Se o aparelho oclusal não proporcionar alívio, a causa da disfunção não é a instabilidade ortopédica. Em alternativa, se o aparelho oclusal eliminar com sucesso os sintomas, devem ser considerados os vários factores, tais como uma alteração da condição oclusal ou da posição condilar,[19] alteração da dimensão vertical,[74] consciência cognitiva,[75] efeito placebo,[76] alteração da entrada periférica no SNC,[19] e regressão à média[77]. A alteração permanente da oclusão do paciente deve ser adiada até que as evidências indiquem o fator específico que ajudou a melhorar os sintomas. Em pacientes que desenvolvem sintomas durante a terapia ortodôntica, é importante para o clínico assegurar que as estratégias de tratamento estão a trabalhar para alcançar a estabilidade ortopédica. O próximo passo importante envolve educar o paciente sobre a sua condição e fornecer garantias. Pode ser utilizado um analgésico ligeiro para aliviar a dor e um relaxante muscular para ajudar a melhorar o sono.[19] Deve ser efectuada uma avaliação após 2 semanas para determinar a melhoria dos sintomas. Se os sintomas tiverem desaparecido, a terapia ortodôntica pode continuar. Caso contrário, um aparelho de estabilização mais tradicional pode ajudar a reduzir os sintomas.

CAPÍTULO 4

OBJECTIVO:

O objetivo deste estudo foi:

- Determinar a associação entre diferentes caraterísticas dentárias

e perturbações temporomandibulares

CAPÍTULO 5

DEFINIÇÕES OPERACIONAIS:

Desordens temporomandibulares (DTM) (Anexos A e B): As desordens temporomandibulares são um grupo heterogéneo de patologias que afectam as articulações temporomandibulares, os músculos mastigatórios ou ambos.[1] Um paciente com uma pontuação ≥ 20 de acordo com o índice de Fonseca sofre de DTM.[11]

Sobrejacto (Anexo C):[18]

A sobreposição horizontal dos incisivos centrais inferiores com os incisivos centrais superiores é medida com uma régua milimétrica. Será avaliada como:

Overjet aumentado: > 5 mm

Sobressalto reduzido: ≤ 0 mm

Sobremordida (Anexo D):[18,19]

A sobreposição vertical dos incisivos centrais mandibulares pelo incisivo central maxilar mais proeminente, medida com uma régua milimétrica. Este aspeto será avaliado como:

Mordedura profunda: > 5 mm

Mordida aberta: < 0 mm

Mordida cruzada (Anexo E):[18]

A discrepância vestibulolingual entre os dentes maxilares e mandibulares.

Este facto será avaliado clinicamente.

Mordida cruzada vestibular: Os dentes maxilares estão posicionados por vestibular em relação aos dentes mandibulares

Mordida cruzada lingual: Os dentes maxilares estão posicionados lingualmente em relação aos dentes mandibulares

Abertura inter-incisal (Anexo F):[20]

A maior distância entre os bordos incisais dos incisivos centrais superiores e os bordos incisais dos incisivos centrais inferiores na linha média, quando a boca está aberta o mais possível, medida com uma régua milimétrica. Esta distância será avaliada como:

Abertura inter-incisal reduzida: < 40 mm

Apinhamento dentário (Anexo G):[21]

O apinhamento dentário pode ser definido como a discrepância na relação entre o tamanho dos dentes e o tamanho do maxilar, que é medida como deslocamentos dos pontos de contacto entre os pontos de contacto dos dentes em milímetros. Isto será avaliado clinicamente.

Má oclusão dentária (Anexo H)[18] (será avaliada clinicamente):

- **Má oclusão de Classe II dentária:** A cúspide disto-bucal do primeiro molar permanente superior oclui no sulco vestibular do primeiro molar permanente inferior.

- **Má oclusão de Classe III dentária:** A cúspide mesio-bucal do primeiro molar permanente superior é distal ao sulco vestibular do primeiro molar permanente inferior.

CAPÍTULO 6

MATERIAL E MÉTODOS:

Desenho do estudo: Estudo de caso-controlo

Local: Clínicas dentárias, Hospital Universitário Aga Khan (AKUH), Carachi

Duração do estudo: 1st julho de 2016 - 31st abril de 2018

Técnica de amostragem: Amostragem não probabilística e consecutiva

Seleção da amostra:

Critérios de inclusão:

1. Doentes de origem paquistanesa. (confirmado pelo NIC)
2. Doentes com idades compreendidas entre os 18 e os 35 anos, de ambos os sexos
3. Casos com DTM, tal como definido pelo Índice de Fonseca, com uma duração de DTM de, pelo menos, 1 semana.
4. Controlos sem DTM, tal como definido pelo Índice de Fonseca, e os pacientes que se apresentam para tratamento de problemas dentários que não sejam DTM

Critérios de exclusão:

1. Presença de qualquer síndrome craniofacial, ou seja, fenda labial/palatina, síndrome de Down, avaliada clinicamente
2. História de trauma ou cirurgia envolvendo a maxila ou a mandíbula, avaliada a partir do registo médico

3. História de qualquer doença sistémica, ou seja, osteoartrite e artrite reumatoide, que possa afetar a função da articulação temporomandibular, avaliada através do registo médico
4. Historial de qualquer tratamento ortodôntico ou protético

Tamanho da amostra:

A dimensão da amostra foi calculada utilizando uma prevalência de apinhamento dentário nos casos de 39,1% e no controlo de 20,8%. Mantendo-se o poder do estudo em 90%, foi calculado um tamanho de amostra de 133 indivíduos em cada grupo. Portanto, o tamanho total da amostra foi de 266 indivíduos (N).

Recolha de dados:

Antes da recolha de dados, foi obtida aprovação ética do comité de revisão ética institucional com o número de isenção ERC 4259-Sur-ERC-16. Foi obtido o consentimento informado **(Anexo J)** dos pacientes que se apresentavam para tratamento dentário, após o que a idade, o sexo, as diferentes caraterísticas dentárias, ou seja, sobressaliência, sobremordida, mordida cruzada, classe de má oclusão e apinhamento, foram registados numa folha de recolha de dados **(Anexo I)**, conforme explicado nos **Anexos C-H**.

Instrumento de recolha de dados:

O questionário de Fonseca **(Anexo A)** contém um índice de referência que foi utilizado para dividir os sujeitos em dois grupos com base nos sintomas de DTM, ou seja, com DTM e sem DTM. Para efeitos de análise, às respostas "sim", "às vezes" e "não" de cada questionário foi atribuído um valor de dez, cinco e zero, respetivamente. O valor final foi comparado com o índice clínico e os indivíduos foram classificados de acordo com a presença ou ausência de DTM. Os indivíduos com pontuação total menor que 20 foram incluídos no grupo sem DTM, enquanto os indivíduos com pontuação total maior ou igual a 20 foram incluídos no grupo com DTM.

Análise de dados:

Os dados foram introduzidos duas vezes e todas as análises estatísticas foram efectuadas utilizando o SPSS para Windows (versão 20.0, SPSS Inc. Chicago). Para as variáveis contínuas, como a idade cronológica e a duração da DTM, foram registados os valores médios e os desvios-padrão. Para as variáveis categóricas, como o género e o grupo de DTM, foram reportadas frequências e proporções. As frequências das caraterísticas oclusais dentárias, tais como sobressaliência normal, sobressaliência aumentada, sobressaliência reduzida, mordida profunda, mordida aberta, sobremordida normal, apinhamento dentário, mordida cruzada posterior, mordida cruzada anterior, classificação dentária I, II e III, foram comparadas entre o grupo com DTM e o grupo sem DTM utilizando o teste do Qui-quadrado. Os modificadores de efeito, como a idade e o género, foram controlados através de estratificação. Foi aplicado o teste do qui-quadrado pós-estratificação. Os ORs também foram calculados e um $p < 0{,}05$ foi considerado significativo.

Resultados:

A estatística descritiva foi utilizada para determinar as frequências das diferentes caraterísticas dentárias em todos os indivíduos. A amostra total era composta por 266 indivíduos (129 do sexo masculino e 137 do sexo feminino). A idade média dos indivíduos do género masculino foi de $27{,}20 \pm 8{,}00$ anos e a dos indivíduos do género feminino foi de $25{,}70 \pm 6{,}80$ anos. A abertura inter- incisal média foi de $45{,}3 \pm 3{,}6$ mm no grupo de controlo e de $42{,}3 \pm 2{,}3$ mm no grupo de estudo. A duração média da DTM foi de $2{,}3 \pm 1{,}5$ semanas. A distribuição de frequência da amostra de acordo com o género é apresentada na tabela II. A distribuição da frequência da amostra de acordo com o grupo de DTM é apresentada na tabela III. Os dados foram estratificados em grupos etários (18-26 e 27-35 anos) e comparados entre os géneros. A associação de cada caraterística dentária com as DTMs foi determinada através do teste do Qui-quadrado. (Tabela IV-VIII e XI-XV) Foram calculados os odds ratios. (Tabela IX, X e XVI, XVII)

Quadro II: Distribuição de frequências da amostra de acordo com o género

Gender	Frequency	Percent (%)	Cumulative Percent (%)
Male	129	50.0	48.5
Female	137	51.5	100.0
Total	266	100.0	

N = 266

Tabela III: Distribuição da frequência da amostra de acordo com o grupo de DTM

TMD Group	Gender	Frequency	Percent (%)	Cumulative Percent (%)
TMD	Male	63	23.7	23.7
	Female	70	26.3	50.0
Non-TMD	Male	66	24.8	74.8
	Female	67	25.1	100.0
Total		266	100.0	

N = 266

O teste do Qui-quadrado foi utilizado para determinar a associação entre as DTMs e a má

oclusão dentária no grupo etário dos 18 aos 26 anos, nos sexos masculino e feminino.

(Tabela IV) Foi encontrada uma associação significativa entre a má oclusão dentária e as

DTMs ($p < 0,001$) para o sexo masculino.

Tabela IV: Associação entre má oclusão dentária e DTMs (18-26 anos)

	TMD	Non-TMD	Percent %	Cumulative %	*p*-value
Males (n = 59)					
Class I	18	10	47.5	47.5	<0.001**
Class II	00	18	30.5	78.0	
Class III	09	04	22.0	100.0	
Females (n = 76)					
Class I	13	17	39.5	39.5	0.135
Class II	27	17	57.9	97.4	
Class III	02	00	2.6	100.0	

N = 135, DTM: Desordem Temporomandibular
*$p \leq 0,05$, **p < 0,001
Teste do Qui-quadrado

O teste do Qui-quadrado foi utilizado para determinar a associação entre DTMs e sobressaliência na faixa etária de 18 a 26 anos, nos sexos masculino e feminino. (Tabela V) Foi encontrada uma associação significativa entre a sobressaliência e as DTMs nos homens ($p < 0,001$) e nas mulheres ($p = 0,036$).

Tabela V: Associação entre overjet e DTMs (18-26 anos)

	TMD	Non-TMD	Percent %	Cumulative %	p-value
Males (n = 59)					
Normal	18	10	47.5	47.5	
Increased	00	14	23.7	71.2	<0.001**
Decreased	09	08	28.8	100.0	
Females (n = 76)					
Normal	19	14	43.4	43.4	
Increased	11	17	36.8	80.2	0.036*
Decreased	12	03	19.7	100.0	

N = 135, DTM: Desordem Temporomandibular
*p ≤0,05, **p < 0,001
Teste do Qui-quadrado

O teste do Qui-quadrado foi utilizado para determinar a associação entre DTMs e

sobremordida na faixa etária de 18 a 26 anos, nos sexos masculino e feminino. (Tabela VI)

Não houve associação significativa entre os dois em ambos os sexos.

Tabela VI: Associação entre sobremordida e DTMs (18-26 anos)

	TMD	Non-TMD	Percent %	Cumulative %	*p*-value
Males (n = 59)					
Normal	09	16	42.4	42.4	
Increased	09	10	32.2	74.6	0.332
Decreased	09	06	25.4	100.0	
Females (n = 76)					
Normal	18	18	47.4	47.4	
Increased	19	15	44.7	92.1	0.313
Decreased	05	01	7.9	100.0	

N = 135, DTM: Desordem Temporomandibular
p $\leq$ 0,05, **p < 0,001
Teste do Qui-quadrado

O teste do Qui-quadrado foi utilizado para determinar a associação entre DTMs e apinhamento na faixa etária de 18 a 26 anos em homens e mulheres. (Tabela VII) Foi encontrada uma associação significativa entre apinhamento e DTMs no sexo masculino ($p <$ 0,001).

Tabela VII: Associação entre apinhamento e DTMs (18-26 anos)

	TMD	Non-TMD	Percent %	Cumulative %	*p*-value
Males (n = 59)					
Normal	18	06	40.7	40.7	<0.001**
Increased	09	26	59.3	100.0	
Females (n = 76)					
Normal	22	17	51.3	51.3	0.836
Increased	20	17	48.7	100.0	

N = 135, DTM: Desordem Temporomandibular
p ≤0,05, **p < 0,001
Teste do Qui-quadrado

O teste do Qui-quadrado foi utilizado para determinar a associação entre DTMs e mordidas cruzadas na faixa etária de 18 a 26 anos em homens e mulheres. (Tabela VIII) Foi encontrada uma associação significativa entre mordidas cruzadas e DTMs no sexo masculino. (*p* = 0.005)

Tabela VIII: Associação entre mordidas cruzadas e DTMs (18-26 anos)

	TMD	Non-TMD	Percent %	Cumulative %	p-value
Males (n = 59)					
Normal	09	20	49.2	49.2	
Anterior	00	04	6.8	56.0	0.005*
Posterior	09	06	25.4	81.4	
Both	09	02	18.6	100.0	
Females (n = 76)					
Normal	30	27	75.0	75.0	
Anterior	10	02	15.8	90.8	0.094
Posterior	02	04	7.9	98.7	
Both	00	01	1.3	100.0	

N = 135, DTM: Desordem Temporomandibular
*$p \leq 0,05$, **p < 0,001
Teste do Qui-quadrado

Os rácios de probabilidades foram calculados para as várias caraterísticas dentárias e DTMs no grupo etário dos 18-26 anos para homens e mulheres. (Tabela IX) Foram encontradas maiores probabilidades para a má oclusão de Classe III (OR = 1,25), mordida profunda (OR = 1,60), mordida aberta (2,66), mordidas cruzadas posteriores (OR = 3,33) e mordidas cruzadas anteriores e posteriores (OR = 10,00) para o sexo masculino.

Tabela IX: Razões de probabilidade para homens (18-26 anos)

Parameter			TMD		Odds
			Yes	**No**	
Class II Malocclusion		Yes	00	18	0.02
		No	18	10	
Class III Malocclusion		Yes	09	04	1.25
		No	18	10	
Overjet	Increased	Yes	00	14	0.02
		No	18	10	
	Decreased	Yes	09	08	0.63
		No	18	10	
Overbite	Increased	Yes	09	10	1.60
		No	09	16	
	Decreased	Yes	09	06	2.66
		No	09	16	
Crowding	Present	Yes	09	26	0.12
		No	18	06	
Crossbites	Anterior	Yes	00	04	0.24
		No	09	20	
	Posterior	Yes	09	06	3.33
		No	09	20	
	Both	Yes	09	02	10.00
		No	09	20	

N = 266

Foram calculados os odds ratios para as várias caraterísticas dentárias e DTMs no grupo etário dos 18-26 anos para o sexo masculino e feminino. (Tabela X) Foram encontradas maiores probabilidades para a má oclusão de Classe II (OR = 2,07), má oclusão de Classe III (OR = 6,48), sobressaliência reduzida (OR = 2,95), mordida profunda (OR = 1,27), mordida aberta (OR = 5,00) e mordidas cruzadas anteriores (OR = 4,50) no sexo feminino.

Quadro X: Razões de probabilidade para as mulheres (18-26 anos)

Parameter		TMD		Odds
		Yes	**No**	
Class II Malocclusion	Yes	27	17	2.07
	No	13	17	
Class III Malocclusion	Yes	02	00	6.48
	No	13	17	
Overjet	Increased	Yes	11	17	0.48
		No	19	14	
	Decreased	Yes	12	03	2.95
		No	19	14	
Overbite	Increased	Yes	19	15	1.27
		No	18	18	
	Decreased	Yes	05	01	5.00
		No	18	18	
Crowding	Present	Yes	20	17	0.91
		No	22	17	
Crossbites	Anterior	Yes	10	02	4.50
		No	30	27	
	Posterior	Yes	02	04	0.45
		No	30	27	
	Both	Yes	00	01	0.30
		No	30	27	

N = 266

O teste do Qui-quadrado foi utilizado para determinar a associação entre as DTMs e a má oclusão dentária no grupo etário dos 27 aos 35 anos, nos géneros masculino e feminino. (Tabela XI) Foi encontrada uma associação significativa entre a má oclusão dentária e as DTMs ($p = 0,016$) para o sexo masculino.

Tabela XI: Associação entre má oclusão dentária e DTMs (27-35 anos)

	TMD	Non-TMD	Percent %	Cumulative %	*p*-value
Males (n = 70)					
Class I	27	16	61.4	61.4	0.016*
Class II	09	18	38.6	100.0	0.016*
Class III	00	00	00	100.0	
Females (n = 61)					
Class I	18	19	60.7	60.7	0.593
Class II	10	14	39.3	100.0	0.593
Class III	00	00	00	100.0	

N = 131, DTM: Desordem Temporomandibular
p ≤0,05, **p < 0,001
Teste do Qui-quadrado

O teste do Qui-quadrado foi utilizado para determinar uma associação entre as DTMs e a sobressaliência no grupo etário dos 27-35 anos em homens e mulheres. (Tabela XII) Foi encontrada uma associação significativa entre a sobressaliência e as DTMs ($p = 0,007$) para o sexo masculino.

Tabela XII: Associação entre overjet e DTMs (27-35 anos)

	TMD	Non-TMD	Percent %	Cumulative %	*p*-value
Males (n = 70)					
Normal	18	20	54.3	54.3	
Increased	18	08	37.1	91.4	0.007*
Decreased	00	60	8.6	100.0	
Females (n = 61)					
Normal	17	19	59.0	59.0	
Increased	09	10	31.1	90.1	0.809
Decreased	02	04	9.8	100.0	

N = 131, DTM: Desordem Temporomandibular
p ≤0,05, **p < 0,001
Teste do Qui-quadrado

O teste do Qui-quadrado foi utilizado para determinar uma associação entre DTMs e sobremordida no grupo etário de 27-35 anos em homens e mulheres. (Tabela XIII) Não houve associação significativa entre sobremordida e DTMs para ambos os sexos.

Tabela XIII: Associação entre sobremordida e DTMs (27-35 anos)

	TMD	Non-TMD	Percent %	Cumulative %	*p*-value
Males (n = 70)					
Normal	27	20	67.1	67.1	
Increased	09	12	30.0	97.1	0.181
Decreased	00	02	2.9	100.0	
Females (n= 61)					
Normal	19	25	72.1	72.1	
Increased	09	08	27.9	100.0	0.493
Decreased	00	00	00	100.0	

N = 131, DTM: Desordem Temporomandibular
p $\leq 0,05$, **p < 0,001
Teste do Qui-quadrado

O teste do Qui-quadrado foi utilizado para determinar a associação entre DTMs e apinhamento na faixa etária de 27 a 35 anos em homens e mulheres. (Tabela XIV) Houve uma associação significativa entre apinhamento e DTMs para o sexo masculino. ($p = 0.001$)

Tabela XIV: Associação entre apinhamento e DTMs (27-35 anos)

	TMD	Non-TMD	Percent %	Cumulative %	*p*-value
Males (n = 70)					
Normal	27	12	44.3	44.3	0.001*
Increased	09	22	55.7	100.0	
Females (n = 61)					
Normal	20	18	62.3	62.3	0.175
Increased	08	15	37.7	100.0	

N = 131, DTM: Desordem Temporomandibular
p ≤0,05, **p < 0,001
Teste do Qui-quadrado

O teste do Qui-quadrado foi utilizado para determinar a associação entre DTMs e mordidas cruzadas na faixa etária de 27 a 35 anos em homens e mulheres. (Tabela XV) Houve uma associação significativa entre mordidas cruzadas e DTMs para o sexo masculino. ($p < 0.001$)

Tabela XV: Associação entre mordidas cruzadas e DTMs (27-35 anos)

	TMD	Non-TMD	Percent %	Cumulative %	*p*-value
Males (n = 70)					
Normal	36	20	80.0	80.0	
Anterior	00	04	5.7	85.7	<0.001**
Posterior	00	10	14.3	100.0	
Both	00	00	00	100.0	
Females (n = 61)					
Normal	22	26	78.7	78.7	
Anterior	02	02	6.6	85.3	0.818
Posterior	02	04	9.8	95.1	
Both	02	01	4.9	100.0	

N = 131, DTM: Desordem Temporomandibular
p ≤*0*,05, **p < 0,001
Teste do Qui-quadrado

Os rácios de probabilidades foram calculados para as várias caraterísticas dentárias e DTMs no grupo etário dos 27-35 anos para homens e mulheres. (Tabela XVI) Foi encontrada uma maior probabilidade para um overjet aumentado (OR = 2,50) no sexo masculino.

Tabela XVI: Razões de probabilidade para homens (27-35 anos)

Parameter			TMD		Odds
			Yes	No	
Class II Malocclusion		Yes	09	18	0.30
		No	27	16	
Overjet	Increased	Yes	18	08	2.50
		No	18	20	
	Decreased	Yes	00	06	0.24
		No	06	20	
Overbite	Increased	Yes	09	12	0.55
		No	27	20	
	Decreased	Yes	00	02	0.14
		No	27	20	
Crowding	Present	Yes	09	22	0.18
		No	27	12	
Crossbites	Anterior	Yes	00	04	0.06
		No	36	20	
	Posterior	Yes	00	10	0.03
		No	36	20	

N = 266

Os rácios de probabilidades foram calculados para as várias caraterísticas dentárias e DTMs no grupo etário 27-35 anos para homens e mulheres. (Tabela XVII) Foram encontradas maiores probabilidades para mordida profunda (OR = 1,48), mordida aberta (OR = 5,00), mordidas cruzadas anteriores (OR = 1,18) e mordidas cruzadas anteriores e posteriores (OR = 2,36) no sexo feminino.

Quadro XVII: Razões de probabilidade para as mulheres (27-35 anos)

Parameter			TMD		Odds
			Yes	No	
Class II Malocclusion		Yes	10	14	0.75
		No	18	19	
Overjet	Increased	Yes	09	10	1.00
		No	17	19	
	Decreased	Yes	02	04	0.56
		No	17	19	
Overbite	Increased	Yes	09	08	1.48
		No	19	25	
Crowding	Present	Yes	08	20	0.48
		No	15	18	
Crossbites	Anterior	Yes	02	02	1.18
		No	22	26	
	Posterior	Yes	02	04	0.59
		No	22	26	
	Both	Yes	02	01	2.36
		No	22	26	

N = 266

CAPÍTULO 7

DISCUSSÃO:

As perturbações temporomandibulares são difíceis de diagnosticar com exatidão, mas podem ser tratadas eficazmente uma vez identificada a etiologia. Se a causa for a má oclusão, o tratamento adequado pode ajudar a melhorar a dor e o desconforto, a capacidade do indivíduo afetado para realizar as actividades de rotina diárias e, certamente, melhorar a qualidade de vida. Assim, o presente estudo teve como objetivo determinar a associação entre diferentes caraterísticas dentárias e as desordens temporomandibulares.

Prevalência de DTMs:

O questionário de Fonseca provou ser um instrumento fiável, de baixo custo e eficiente para efeitos de rastreio das DTM.[78] Foi utilizado para determinar a presença e a gravidade das DTMs por Wahid et al[29] , que registaram um número igual de indivíduos com DTMs ligeiras e moderadas. No entanto, não foi possível comparar a prevalência entre os géneros. Verificámos que as DTMs eram mais prevalentes em mulheres adultas. Recentemente, Jain et al[79] utilizaram esse questionário e determinaram uma maior prevalência de DTMs em adultos do que em adolescentes. No entanto, a nossa amostra era constituída apenas por indivíduos adultos e essa comparação não foi efectuada.

Classe dentária de má oclusão:

Alguns dos primeiros estudos sobre as DTMs revelaram uma relação entre os factores oclusais e as DTMs. Egermark-Eriksson et al[73] descobriram que as más oclusões de Classe II e Classe

III estavam associadas ao desenvolvimento de DTMs. Gazit et al[80] também chegaram a uma conclusão semelhante. Encontramos uma associação significativa da Classe dentária de má oclusão com as DTMs no sexo masculino em ambas as faixas etárias. Isso se deve, possivelmente, ao maior número de indivíduos com má oclusão de Classe I que sofriam de DTMs, como observado neste estudo. A probabilidade de desenvolver DTMs em relação à Classe de má oclusão foi prevista como sendo menor nos homens com Classe II, mas maior nos homens com má oclusão de Classe III nos grupos etários mais jovens e mais velhos. Em contraste, foi encontrada uma associação não significativa no sexo feminino devido a uma distribuição relativamente justa dos indivíduos em cada Classe. A probabilidade de desenvolver DTMs com má oclusão de Classe II ou Classe III foi maior no sexo feminino do que no sexo masculino no grupo etário mais jovem.

Sobrejacto

Pullinger e Seligman[81] e Tsolka et al[82] concluíram que um overjet maior encontrado na má oclusão de Classe II divisão 1 era um fator causador de DTMs. Encontrámos uma associação significativa entre a sobressaliência e as DTM, tanto no sexo masculino como no feminino, no grupo etário mais jovem, e uma associação significativa no sexo masculino no grupo etário mais velho. Como indicado anteriormente, uma maior percentagem de indivíduos do sexo masculino e feminino sofria de má oclusão de Classe I, onde o overjet era menos provável de cair na categoria aumentada. A probabilidade de desenvolver DTMs era maior para os homens, em comparação com os controlos, no que diz respeito à sobressaliência no grupo etário mais velho, ao passo que não foi encontrada tal relação para as mulheres. Em contraste, as mulheres mais jovens tinham maiores probabilidades de desenvolver DTMs em comparação com os homens com um overjet reduzido.

Sobremordida:

Tanne et al[83] e Olsson e Lindqvist[68] descobriram que uma sobremordida profunda estava implicada na etiologia das DTMs. O raciocínio lógico e as evidências científicas ilustram que uma sobremordida profunda pode causar um reposicionamento do côndilo distal que pode levar ao impacto dos tecidos retrodiscais, resultando em dor significativa.[83] Em contraste, encontrámos uma associação não significativa entre sobremordida e DTMs, tanto em homens como em mulheres. As probabilidades de desenvolver DTMs com sobremordida para homens e mulheres foram muito maiores com sobremordida aumentada e diminuída do que os controlos no grupo etário mais jovem e maiores para as mulheres no grupo etário mais velho em comparação com os controlos. Estes resultados contrastam com os de Marangoni et al[14], que não só encontraram uma menor frequência de mordida aberta, como também uma menor probabilidade de desenvolver DTMs.

Aglomeração de pessoas:

Gesch et al[1] revelaram uma associação não significativa entre o apinhamento e as DTM. O número de homens que sofria de DTM não sofria de apinhamento, como seria de esperar. Além disso, os homens que não apresentavam DTM tinham uma maior incidência de apinhamento. Assim, encontrámos uma associação significativa entre o apinhamento e as DTM no sexo masculino, em ambos os grupos etários. As frequências de mulheres em ambas as categorias estavam mais uniformemente distribuídas e, por conseguinte, revelaram uma associação não significativa. De facto, as probabilidades de desenvolver DTM foram consideravelmente inferiores às dos controlos em ambos os grupos etários e em ambos os sexos.

Mordeduras cruzadas:

Bernal e Tsamtsouris[60] verificaram que a mordida cruzada anterior pode levar ao desenvolvimento de DTMs. Tanne et al[83] verificaram que as mordidas cruzadas poderiam ser um possível fator etiológico das DTMs. Encontramos uma associação significativa entre mordidas cruzadas e DTMs em homens nas faixas etárias mais jovens e mais velhas, mas uma associação não significativa em mulheres. A probabilidade de desenvolver DTMs com mordidas cruzadas foi significativamente maior no sexo masculino nos grupos etários mais jovens, em comparação com os controlos. Pacientes do sexo feminino com mordidas cruzadas anteriores apresentaram uma maior probabilidade de desenvolver DTMs em ambos os grupos etários. Este facto está em concordância com os resultados de Mohlin et al.[5]

Implicações clínicas:

As caraterísticas dentárias que se mostraram significativamente associadas às DTMs incluem a má oclusão dentária, o apinhamento e as mordidas cruzadas no sexo masculino. Isto indica que os homens que se apresentam nas clínicas dentárias com más oclusões de Classe II ou Classe III, apinhamentos e mordidas cruzadas devem ser aconselhados a fazer correção ortodôntica.

Controlo de factores de confusão:

Como discutido anteriormente, muitos estudos indicaram que a incidência de DTMs é maior nas mulheres do que nos homens.[85] As explicações possíveis que têm sido apresentadas incluem o limiar mais baixo para a dor, maiores níveis de stress emocional e fadiga muscular mais precoce.[19] Também se verificou que as mulheres têm mais probabilidades de se apresentarem para tratamento das DTM e este facto foi utilizado para justificar a constatação habitual de um maior número de mulheres que se apresentam para tratamento das DTM.[13] Por conseguinte, todos os resultados foram estratificados de acordo com o género.

Limitações do estudo:

Os estudos que indicam a prevalência de uma determinada perturbação devem preencher vários critérios. Um desses critérios é o facto de o estudo dever ter uma amostra de grande dimensão que seja verdadeiramente representativa da população. Embora este estudo tenha tido um número razoável de indivíduos, seria preferível uma amostra de maior dimensão. Além disso, todos os indivíduos foram recrutados num único hospital de cuidados terciários. Um estudo multicêntrico asseguraria uma boa representação da população.

A extensa literatura sobre este tema identificou numerosos factores que afectam as DTM. Por conseguinte, para identificar corretamente a oclusão como único fator causal, é necessário identificar um grupo de indivíduos com caraterísticas absolutamente semelhantes e determinar a prevalência de DTMs em conformidade. No entanto, a etiologia multifatorial torna esta tarefa um desafio.

Para além disso, este estudo centrou-se nas relações oclusais estáticas. A oclusão funcional tem sido implicada nas DTMs e factores como as interferências mediotrusivas devem ser estudados em estudos futuros.

CAPÍTULO 8

CONCLUSÕES:

1. Os indivíduos do sexo masculino mostraram uma associação significativa entre overjet, mordidas cruzadas, classe dentária de má oclusão e apinhamento com DTMs.

2. A probabilidade de desenvolver DTMs em relação às caraterísticas dentárias é inferior à dos controlos no sexo masculino.

3. Foram encontradas associações significativas entre as DTMs e o overjet no sexo feminino.

4. As probabilidades de desenvolver DTMs são maiores com a classe dentária de má oclusão, sobremordidas e mordidas cruzadas no sexo feminino.

Anexo A: Questionário de Fonseca[11]

	Questions	No	Sometimes	Yes
1.	Is it hard for you to open your mouth?	☐	☐	☐
2.	Is it hard for you to move your mandible from side to side?	☐	☐	☐
3.	Do you get tired / muscular pain* while chewing?	☐	☐	☐
4.	Do you have frequent headaches?	☐	☐	☐
5.	Do you have pain* on the nape or stiff neck?	☐	☐	☐
6.	Do you have earaches or pain* in temporomandibular joints?	☐	☐	☐
7.	Have you noticed any TMJ clicking while chewing or when you open your mouth?	☐	☐	☐
8.	Do you clench or grind your teeth?	☐	☐	☐
9.	Do your feel your teeth do not articulate well?	☐	☐	☐
10.	Do you consider yourself a tense (nervous) person?	☐	☐	☐
Criteria	Yes: 10 Points	Sometimes: 5 Points	No: 0 Points	

***Sometimes: No more than 2 episodes of pain per week**

	Score
Non-TMD	< 20
TMD	≥ 20

Anexo B: Dor avaliada de acordo com o análogo visual

Escala (1-10)

Anexo C: Sobrejacto

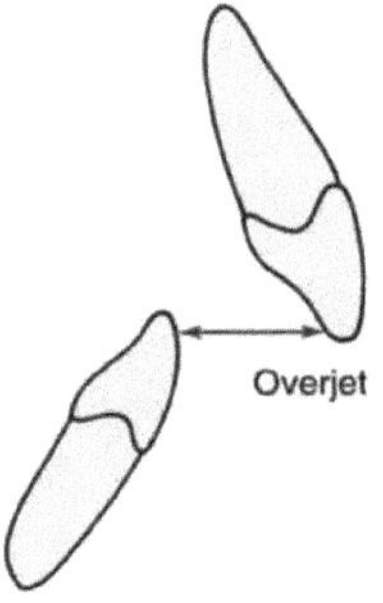

Anexo D: Sobremordida

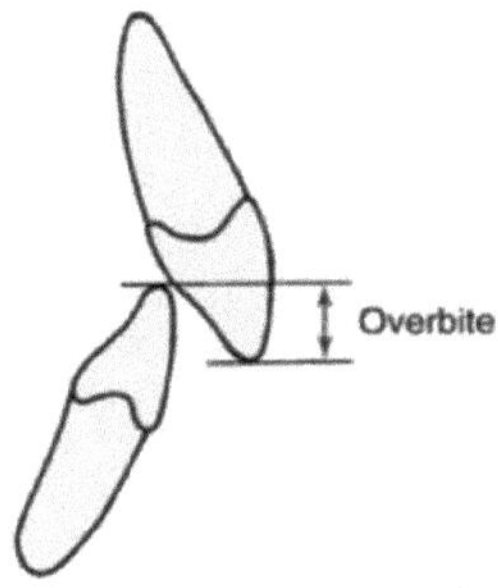

Anexo E: Mordida cruzada

Buccal: Lingual:

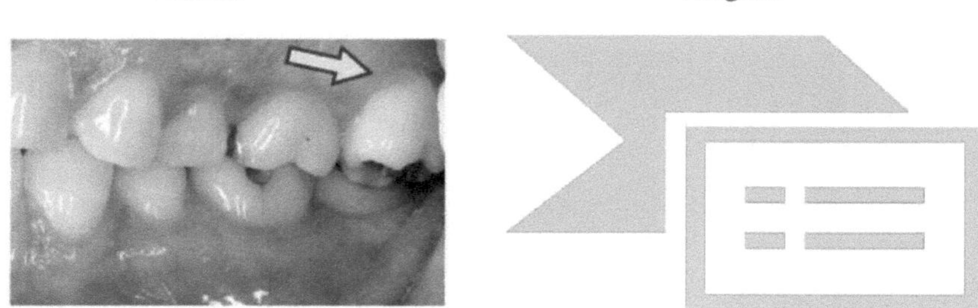

Anexo F: Abertura inter-incisal

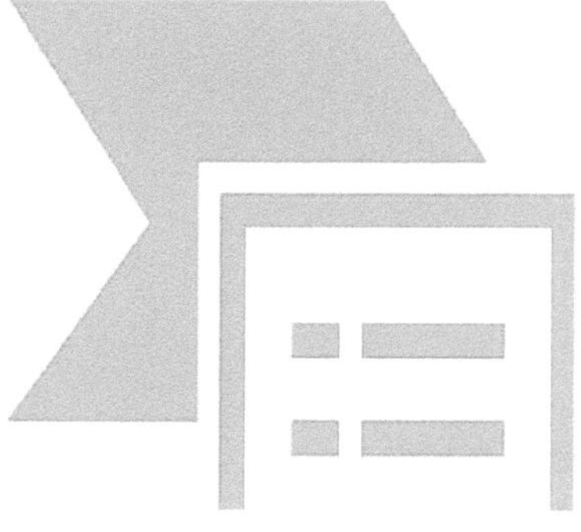

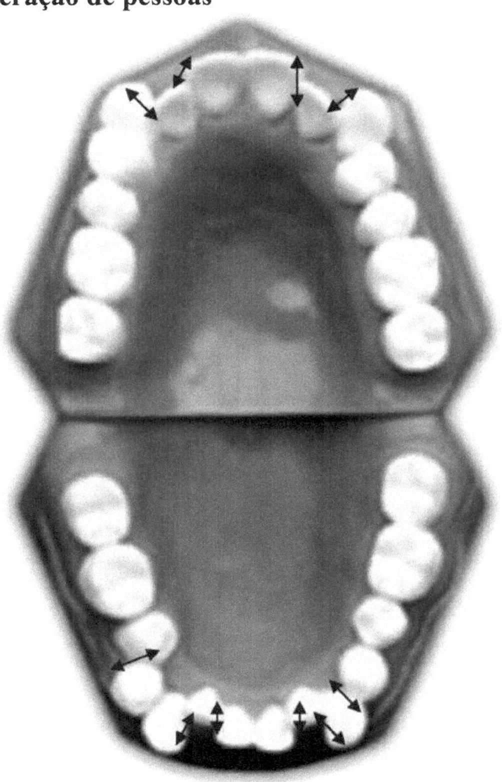

Anexo H: Má oclusão dentária

Class II Malocclusion

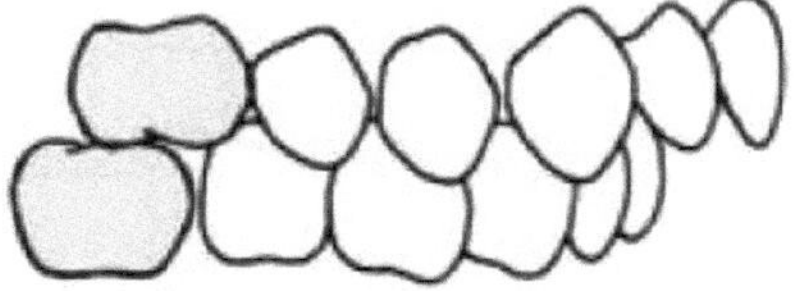

Class III Malocclusion

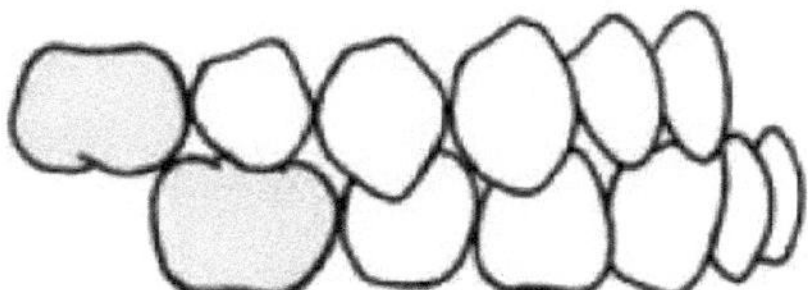

Anexo I: Formulário de recolha de dados

N.º _____________ de série: _________________________________ N.º de ficheiro
ortodôntico_______

Data: ____ -- ___

Informação do doente:

Idade: ______ anos e meses

Sexo: M / F

Grupo:

☐ Não-TMD

☐ TMD

      Duração da DTM: _______

Caraterísticas da má oclusão dentária

Classificação dentária: II: sim/não

              III: sim/não

Overjet: Overbite:

      Aumento:sim/nãoMordedura   profunda   :   sim/não

      Reduzida:sim/nãoMordida   aberta   :   sim/não

Aglomeração: sim/não

Mordida cruzada:

      Anterior: sim/não

      Posterior: sim/não

Anexo J: Formulário de consentimento informado

S # _________

"Caraterísticas dentárias dos pacientes que sofrem de perturbações temporomandibulares (DTM)"

Investigador principal: Dr. Adeel Tahir Kamal

Co-investigadores: Dr. Mubassar Fida

Organização: Hospital Universitário Aga Khan, Karachi.

<u>FICHA DE INFORMAÇÃO</u>

NOTA: É possível que haja algumas palavras que não compreenda. Por favor, peça-nos para parar enquanto passamos as informações e teremos tempo para explicar.

Objetivo da investigação: *De acordo com a investigação, a irregularidade no alinhamento dos dentes e o contacto desarmonioso dos dentes durante a mastigação podem causar o desenvolvimento de dor na articulação da mandíbula. No entanto, até à data, este facto não foi comprovado e não foi investigado na nossa população. Por isso, planeámos este estudo para explorar os seus efeitos no nosso meio.*

Procedimento e duração*: Esta investigação será efectuada em todos os pacientes que se apresentem nas clínicas dentárias. O objetivo do nosso estudo é verificar as frequências de diferentes caraterísticas dentárias e se existe alguma associação com sinais e sintomas de dor nos maxilares. Para isso, iremos medir e registar um conjunto de*

leituras como parte do seu check-up dentário geral. Não são necessárias visitas adicionais.
Participação voluntária: *A sua participação neste estudo é inteiramente voluntária. A decisão de participar ou não é sua. Se optar por não participar neste projeto de investigação, ser-lhe-á oferecido o mesmo tratamento de qualidade. Em qualquer caso, a sua decisão será*

respeitada.

Efeitos secundários: *Não existem efeitos secundários*

Riscos: *Não há riscos envolvidos neste estudo*

Benefícios: *É provável que a sua participação nos ajude a encontrar a resposta à pergunta da investigação. Isto pode ser útil para melhorar os cuidados de saúde.*

Reembolsos: *Não lhe será dado qualquer dinheiro ou presente para participar neste estudo. De igual modo, não lhe será cobrada qualquer taxa adicional pelo serviço.*

Confidencialidade: *Não partilharemos a sua identidade com os participantes na investigação. As informações recolhidas no âmbito deste projeto de investigação serão mantidas confidenciais. Apenas o pessoal e os professores envolvidos na investigação na AKU terão acesso às mesmas.*

Partilhar os resultados: *O conhecimento que gerarmos a partir desta investigação será partilhado com a comunidade dentária através de publicação. Publicaremos os resultados para que outras pessoas interessadas possam aprender com a nossa investigação; no entanto, os dados individuais dos pacientes não serão divulgados.*

Quem contactar: *Se desejar colocar alguma questão, pode contactar as seguintes pessoas:*

Nome: Dr. Adeel Tahir Kamal

Secção Dentária Aga Khan: +92-21-3486-6467

Correio eletrónico: adeel.tahir@aku.edu

<u>Consentimento informado</u>

Li as informações acima ou foram-me lidas e compreendi-as. Autorizo voluntariamente a minha participação neste estudo.

Nome do participante: _________________

Assinatura do participante: _______________

Nome da testemunha: ____________

Assinatura da testemunha: ___________

Nome do investigador que recolhe o consentimento: ____________

Assinatura do investigador que recolhe o consentimento: ________

Data:___________

رضامندی نامہ بعد از آگاہی

"دانتوں کی خصوصیات اور اس کے باعث جڑوں کے جوڑ کا درد"

ڈاکٹر عدیل کمال، ڈاکٹر عطیہ شیخ، ڈاکٹر مبصر فدا۔

آغا خان یونیورسٹی ہسپتال کراچی۔

نوٹ:

آپ کو اس رضامندی نامہ کی ایک کاپی دی جائیگی۔ ممکن ہے کہ کچھ پہلو ابھی آپ سمجھ نہ سکیں لہذا کسی بھی سوال یا ابہام کی صورت میں آپ ہمیں روک کر وضاحت کروا سکتے ہیں۔

یہ تحقیق:

تحقیق سے ثابت ہوا ہے کہ دانتوں کا بہترین ترتیب اور ناہموار اور نا آہنگی، جڑوں کے جوڑ کے درد کا باعث بنتا ہے۔ حالیہ طور پر ہماری آبادی میں یہ تحقیق نہیں کی گئی ہے۔ لہذا ہم ناہموار دانتوں کا جڑے کے جوڑ کے درد سے تعلق اور تصدیق کرنا چاہ رہے ہیں۔

طریقہ کار اور درکار وقت:

یہ تحقیق ان سب مریضوں پر کی جا رہی ہے جو اپنے دانتوں کا معائنہ کروانے آئے ہیں۔ ہماری اس تحقیق کا مقصد ناہموار دانتوں کا جڑے کے جوڑ کے درد سے تعلق تصدیق کرنا ہے۔ ہم ناہموار دانتوں کے معائنہ کے دوران ان کی پیمائش ریکارڈ کریں گے۔ اس تصدیق کے متعلق آپ کو دوبارہ آنے کی ضرورت نہیں پڑے گی۔

رضاکارانہ شمولیت:

اس تحقیق میں آپ کی شمولیت قطعی رضاکارانہ بنیادوں پر ہے۔ آپ پر کسی قسم کا کوئی جبر نہیں ہے۔ لہذا اگر آپ اس تحقیق میں شامل ہونے کے حق میں نہیں تب بھی آپ کے علاج میں کمی یا تعصب نہیں برتا جائے گا اور آپ کو معیاری علاج فراہم کرنے کی کوشش کی جائے گی۔

مضر اثرات:

اس تحقیق میں کسی قسم کے مضر اثرات کا اندیشہ نہیں۔

فوائد:

آپ کی شمولیت تحقیق کو تقویت دے گی اور آنے والے وقت میں بہتر علاج کی معاون ثابت ہوگی۔ اس تحقیق میں کسی قسم کے کوئی مالی فائدے یا نقصان کا امکان نہیں۔

شناختی حفاظت:

اس تحقیق میں آپ کی معلومات اور شناخت کا خیال رکھا جائے گا۔

نام:

ڈاکٹر عدیل کمال

آغا خان ڈینٹل کلینک

ٹیلیفون نمبر: 021-34865011

adeel.tahir@aku.edu

رضامندی نامہ بعد از آگاہی

میں نے رضامندی نامہ پڑھا اور سمجھ لیا ہے۔ مجھے اس تحقیق میں شمولیت پر کوئی اعتراض نہیں ہے۔

مریض کا نام اور دستخط: ـــــــــــــــــــ

تصدیق کنندہ کا نام اور دستخط: ـــــــــــــــــــ

ڈاکٹر کا نام اور دستخط: ـــــــــــــــــــ

تاریخ: ـــــــــــــــــــ

REFERÊNCIAS:

1. Gesch D, Bernhardt O, Mock F, John U, Kocher T, Alte D. Associação da má oclusão e oclusão funcional com sintomas subjectivos de DTM em adultos: resultados do estudo de saúde na Pomerânia (SHIP). Angle Orthod. 2005;75:183-90.

2. Almasan OC, Baciut M, Almasan HA, Bran S, Lascu L, Lancu M, et al. Padrão esquelético em indivíduos com distúrbios da articulação temporomandibular. Arch Med Sci. 2013;9:118-26.

3. Mohlin B, Axelsson S, Paulin G, Pietila T, Bondemark L, Brattstrom V, et al. TMD in relation to orthodontics (artigo de revisão). Angle Orthod. 2007;77:542-8.

4. Schmid-Schwap M, Bristela M, Kundi M, Peihslinger E. Sex differences in patients with temporomandibular disorders. J Orofac Pain. 2013;27:42-50.

5. Mohlin BO, Derredurer K, Riley R, Kingldon A, Koneales P. Má oclusão e desordem temporomandibular: uma comparação entre adolescentes com disfunção moderada a grave e aqueles sem sinais e sintomas de desordens temporomandibulares e a sua evolução até aos 30 anos de idade. Angle Orthod. 2004;74:319-24.

6. Manfredini D, Perinetti G, Nardinia LG. A má oclusão dentária não está relacionada com o estalido da articulação temporomandibular; uma análise de regressão logística numa população de pacientes. Angle Orthod. 2014;84:310-5.

7. Bourzgui F, Sebbar M, Nadour A, Hamza M. Prevalência da disfunção temporomandibular no tratamento ortodôntico. Int Orthod. 2010;8:386-98.

8. Luther F. Ortodontia e a articulação temporomandibular: onde estamos agora? Parte 1. Tratamento ortodôntico e desordens temporomandibulares. Angle Orthod. 1998;68:295-304.

9. Luther F. Ortodontia e a articulação temporomandibular: onde estamos agora? Parte 2. Oclusão funcional, má oclusão e DTM. Angle Orthod. 1998;68:305-18.

10. Kim MR, Graber TM, Viana MA. Ortodontia e desordens temporomandibulares: uma meta-análise. Am J Orthod Dentofacial Orthop. 2000;121:438-46.

11. Fonseca MD, Bonfate G, Valle AL, Freitas SFT. Diagnóstico por anamnese das disfunções craniomandibulares. Rev Gaúcha Odontol. 1994;42:23-8.

12. Thilander B, Rubio G, Pena L, Mayorga C. Prevalência de disfunção temporomandibular e sua associação em crianças e adolescentes: um estudo epidemiológico relacionado a estágios específicos de desenvolvimento dentário. Angle Orthod. 2002;72:146-54.

13. Ishfaq M, Bangash TH, Munim A. Associated features of temporomandibular pain dysfunction syndrome. J Postgrad Med Inst. 2007;21:178-82.

14. Marangoni AF, Leal de Gody CH, Biasotto-Gonzalez DA, Alfaya TA, Fernandes KPS, Mesquita-Ferrari RA, et al. Avaliação do tipo de mordida e da dimensão vertical de oclusão em crianças e adolescentes com desordem temporomandibular. J Bodyw Mov Ther. 2013;18:435-40.

15. Sonnesen L, Svensson P. Temporomandibular disorders and psychological status in adult patients with a deep bite. Eur J Orthod. 2008;30:621-9.

16. Marklund S, Wanman A. Risk factors associated with incidence and persistence of signs and symptoms of temporomandibular disorders. Ata Odontol Scand. 2010;68:289-99.

17. Miyake R, Ohkubo R, Takehara J, Morita M. Parafunções orais e associações de sintomas de desordens temporomandibulares em estudantes universitários japoneses. J Oral Rehabil. 2004;31:518-23.

18. Fletcher MC, Piecuch JF, Lieblich SE. Princípios de Cirurgia Oral e Maxilofacial de

Peterson. St. Louis: BC Decker; 2004.

19. Okeson JP. Gestão de desordens temporomandibulares e oclusão. St. Louis: Mosby; 2013.

20. Tanaka E, Detamore MS, Mercuri LG. Distúrbios degenerativos da articulação temporomandibular: etiologia, diagnóstico e tratamento. J Dent Res. 2008;87:296-307.

21. Schmolke C. A relação entre a cápsula da articulação temporomandibular, o disco articular e os músculos da mandíbula. J Anat. 1994;184:335-45.

22. Herb K, Cho S, Stiles MA. Dor na articulação temporomandibular e disfunção. Curr Pain Headache Rep. 2006;10:408-14.

23. Gupta R, Gupta P, Gupta S, Gupta T. Dor e disfunção da articulação temporomandibular. Int J Appl Dent Sci. 2015;1:31-4.

24. Moore KL, Dalley AF, Agur AM. Anatomia clinicamente orientada. 7th Ed. Baltimore: Lippincott Williams & Wilkins; 2013.

25. Sena MF, Mesquita KS, Santos FR, Silva FW, Serrano KV. Prevalência de disfunção temporomandibular em crianças e adolescentes. Rev Paul Pediatr. 2013;31:538-45.

26. Luther F. DTM e oclusão parte II. Condenados se não o fizermos? Problemas oclusais funcionais: Epidemiologia das DTM num contexto mais alargado. Br Dent J. 2007;202:38-9.

27. Hongxing L, Astrom AN, List T, Nilsson IM, Johansson A. Prevalence of

temporomandibular disorder pain in Chinese adolescents compared to an age-matched Swedish population. J Oral Rehabil. 2016;43:241- 8.

28. Adern B, Stenvinkel C, Sahlqvist L, Tegelberg A. Prevalence of temporomandibular dysfunction and pain in adult general practice pacientes. Ata Odontol Scand. 2014;72:585-90.

29. Wahid A, Mian FI, Razzaq A, Bokhari SAH, Kaukab T, Iftikhar A, et al. Prevalência e gravidade das desordens temporomandibulares (DTM) em estudantes de medicina universitários utilizando o questionário de Fonseca. Pak Oral Dent J. 2014;34:38-41.

30. Ataullah K, Ashar A, Mumtaz F, Anees R, Fatima Z. Diagnosis of temporomandibular disorders based on research diagnostic criteria. Pak Oral Dent J. 2009;29:249-54.

31. Sakrani MH, Kamal AT, Rehman AS. Comparação de sinais e sintomas de desordens temporomandibulares em pacientes ortodônticos e não ortodônticos que se apresentam num hospital de cuidados terciários em Karachi, Paquistão. Pak Orthod Dent J. 2014;6:12-8.

32. Sakrani MH, Ghandhi D, Kamal AT. Prevalência de sinais e sintomas de desordens temporomandibulares em diferentes grupos de má oclusão. Pak Orthod Dent J. 2015;7:2-7.

33. Khan SQ, Agha D, Ashraf B, Khan NQ. Associação de sons da articulação temporomandibular com má oclusão. Pak Oral Dent J. 2016;36:95-8.

34. Bertoli FMDP, Bruzamolin CD, Pizzatto E, Losso EM, Brancher JA,

de Souza JF. Prevalência de desordens temporomandibulares diagnosticadas: um estudo transversal em adolescentes brasileiros. Plos One. 2018;13:1- 11.

35. Liu F, Steinkeler A. Epidemiologia, diagnóstico e tratamento de distúrbios temporomandibulares. Dent Clin North Am. 2013;57:465-79.

36. Mintz SS. Disfunção craniomandibular em crianças e adolescentes: uma revisão. J Craniomandib Pract. 1993;11:224-31.

37. Von Korff M, Dworkin SF, Le Resche L, Kruger A. An epidemiological comparison of pain complaints. Pain. 1988;32:179- 83.

38. Dworkin SF, Le Resche L, Von KMR. Diagnostic studies of temporomandibular disorders; challenges from an epidemiologic perspective. Anesth Prog. 1990;37:147-54.

39. De Kanter RJ, Truin GJ, Burgerdijk RC, Vant Hof MA, Battistuzzi PG, Kalsbeek H, et al. Prevalência na população adulta holandesa e uma meta-análise de sinais e sintomas de desordens temporomandibulares. J Dent Res. 1993;72:1509-18.

40. Costen JB. Síndrome dos sintomas do ouvido e dos seios nasais dependentes das funções da articulação temporomandibular. Ann Otol Rhinol Laryng. 1934;3:1-4.

41. Epstein JB, Caldwell J, Black G. The utility of panoramic imaging of the temporomandibular joint in patients with temporomandibular disorders. Oral Surg Oral Med Oral Pathol Oral Radiol Endod. 2001;92:236-9.

42. Harkins SJ, Marteney JL. Trauma extrínseco: um fator precipitante significativo na disfunção temporomandibular. J Prosthet Dent. 1985;54:271-2.

43. Proffit WR, Fields HW, Sarver DM. Contemporary Orthodontics. 5th Ed. St. Louis: Mosby; 2013.

44. Milano V, Desiate A, Bellino R, Garofalo T. Magnetic resonance imaging of temporomandibular disorders: classification, prevalence and interpretation of disc displacement and deformation. Dentomaxillofac Radiol. 2014;29:352-61.

45. Radford SBG. Temporomandibular disorders and headache. Dent Clin North Am. 2007;51:129-44.

46. De Bont LGM, Dijkgraaf LC, Stegenga B. Epidemiology and natural progression of articular temporomandibular disorders. Oral Surg Oral Med Oral Pathol Oral Radiol Endod. 1997;83:72-6.

47. Muroi Y, Kakudo K, Nakata K. Effects of compressive loading on human synovium-derived cells. J Dent Res. 2007;86:786-91.

48. Romero-Reyes M, Uyanik JM. Gestão da dor orofacial: perspectivas actuais. J Pain Res. 2014;7:99-115.

49. Milam SB. Pathophysiology and epidemiology of TMJ. J Musculoskel Neuron Interact. 2003;3:382-90.

50. He D, Chen M, Qiu Y, Li L. Anquilose traumática da articulação temporomandibular: nossa classificação e experiência de tratamento. J Oral Maxillofac Surg. 2011;69:1600-97.

51. Bell WE. Distúrbios Temporomandibulares. Chicago: Year Book Medical Publishers Inc; 1982.

52. Andrews LF. As seis chaves da oclusão normal. Am J Orthod. 1972;62:269-309.

53. Bennett JC, McLaughlin RP. Orthodontic treatment mechanics and the preadjusted

appliance (Mecânica do tratamento ortodôntico e aparelho pré-ajustado). London: Wolfe Medical Publishing; 1993.

54. Graber LW, Vanarsdall RL, Vig KW, Huang GJ. Ortodontia: atual princípios e técnicas. St. Louis: Elsevier Health Sciences; 2016.

55. Torbjorner A, Fransson B. Biomenchanical aspects of prosthetic treatment of structurally compromised teeth. Int J Prosthodont. 2004;17:135-41.

56. Kemper JT, Okeson JP. Introdução à anatomia oclusal: um manual de enceramento. Lexington: University of Kentucky Press; 1982.

57. Okano N, Baba K, Igarashi Y. Influence of altered occlusal guidance on masticatory muscle activity during clenching. J Oral Rehabil. 2007;34:379-84.

58. HT Shillinburg, S Hobo, LD Whitsett, S Brackett. Fundamentals of fixed prosthodontics. Chicago: Quintessence; 1997.

59. Budtz-Jorgensen E, Luan W, Holm-Pederson P, Fejerskov O. Disfunção mandibular relacionada com as condições dentárias oclusais e protéticas numa população idosa selecionada. Gerodontia. 1985;1:28-33.

60. Bernal M, Tsamtsouris A. Sinais e sintomas de disfunção da articulação temporomandibular em crianças de 3 a 5 anos de idade. J Pedodont. 1986;10:127- 40.

61. Nilner M. Distúrbios funcionais e doenças do sistema estomatognático sistema de dentes: um estudo transversal. J Pedodont. 1986;10:211-38.

62. Egermark I, Thilander B. Distúrbios craniomandibulares com referência especial ao tratamento ortodôntico: uma avaliação da infância à idade adulta. Am J Orthod Dentofacial Orthop. 1992;101:28-34.

63. Glatos AG, Brockman DL, Ackerman RJ. Impact of overbite on indicators of temporomandibular joint dysfunction (Impacto da sobremordida nos indicadores de

disfunção da articulação temporomandibular). Cranio. 1992;10:277-81.

64. Kononen M, Wenneberg B, Kallenberg A. Craniomandibular disorders in rheumatoid arthiritis, psoriatic arthritis, and ankylosing spondylitis: a clinical study. Ata Odontol Scand. 1992;50:281-7.

65. Williamson EH, Simmons MD. Mandibular asymmetry and its relation to pain dysfunction (Assimetria mandibular e sua relação com a disfunção da dor). Am J Orthod. 1979;76:612-7.

66. De Boever JA, Adriaens PA. Occlusal relationship in patients with pain-dysfunction symptoms in the temporomandibular joint. J Oral Rehabil. 1983;10:1-7.

67. Stringent HG, Worms FW. Variações nos padrões esqueléticos e dentários em pacientes com alterações estruturais e funcionais da articulação temporomandibular: um relatório preliminar. Am J Orthod. 1986;89:285-97.

68. Olsson M, Lindqvist B. Função mandibular antes e depois de tratamento ortodôntico. Eur J Orthod. 1995;17:205-14.

69. Pollack B. Cases of note: Michigan jury awards $850,000 in ortho case: a tempest in a teapot. Am J Orthod Dentofacial Orthop. 1988;94:358-60.

70. McNamara Jr JA, Seligman DA, Okeson JP. Occlusion, orthodontic treatment, and temporomandibular disorders: a review. J Orofac Pain. 1995:9:73-91.

71. Roda RP, Bagan JV, Fernandez JMD, Bazan SH, Soriano YJ. Revisão da patologia da articulação temporomandibular. Parte 1: classificação, epidemiologia e factores de risco. Med Oral Patol Oral Cir Bucal. 2007;12:92-8.

72. Conti A, Freitas M, Conti P, Henriques J, Janson G. Relação entre sinais e sintomas de desordens temporomandibulares e tratamento ortodôntico: um estudo transversal. Angle Orthod. 2003;73:411-7.

73. Egermark-Eriksson I, Ingervall B, Carlsson GE. The dependence of mandibular dysfunction in children on functional and morphological malocclusion (A dependência da disfunção mandibular em crianças da má oclusão funcional e morfológica). Am J Orthod. 1983;83:187-94.

74. Manns A, Miralles R, Cumsille F. Influência da dimensão vertical na atividade electromiográfica do músculo masseter em pacientes com

disfunção. J Prosthet Dent. 1985;50:700-9.
75. Turner JA, Mancl L, Aaron LA. Eficácia a curto e a longo prazo da terapia breve Terapia cognitivo-comportamental para pacientes com dor crónica de desordem temporomandibular: um ensaio aleatório e controlado. Pain. 2006;121:181-94.

76. Le Bell Y, Niemi PM, Jamsa T, Kylama M, Alanen P. Subjective reactions to intervention with artificial interferences in subjects with and without a history of temporomandibular disorders. Ata Odontol Scand. 2006;64:59-63.

77. Whitney CW, Von Korff M. Regression to the mean in treated versus untreated chronic pain (Regressão à média na dor crónica tratada versus não tratada). Pain. 1992;50:281-5.

78. Campos JA, Goncalves DA, Camparis CM, Speciali JG. Confiabilidade de um questionário para diagnóstico da severidade da desordem temporomandibular. Rev Bras Fisioter. 2009;13:38-43.

79. Jain S, Chourse S, Jain D. Prevalence and severity of temporomandibular disorders among the orthodontic patients using Fonseca's questionnaire. Contemp Clin Dent. 2018;9:31-4.

80. Gazit E, Lieberman M, Eini R, Hirsch N, Serfaty V, Fuchs C, et al. Prevalência de disfunção mandibular em crianças de 10-18 anos de idade de escolas israelitas. J Oral

Rehabil. 1984;11:307-17.

81. Pullinger AG, Seligman DA. Caraterísticas de sobremordida e sobressaliência de grupos de diagnóstico refinado de pacientes com desordem temporomandibular. Am J Orthod Dentofacial Orthop. 1991;100:401-15.

82. Tsolka P, Fenlon MR, McCullock AJ, Preiskel HW. A controlled clinical, electromyographic, and kinesiographic assessment of craniomandibular disorders in women. J Orofac Pain. 1994;8:80-9.

83. Tanne K, Tanaka E, Sakuda M. Association between malocclusion and temporomandibular disorders in orthodontic patients before treatment. J Orofac Pain. 1993;7:156-62.

84. Demirkaya AA, Biren S, Ozkan H, Kucukkeles N. Comparação de casos de mordida profunda e mordida aberta: dados normativos para posições condilares, trajectórias e aparências radiográficas. J Oral Rehabil. 2004;31:213-24.

85. Bagis B, Ayaz EA, Turgut S, Durkan R, Ozcan M. Gender difference in prevalence of signs and symptoms of temporomandibular joint disorders: a retrospective study on 243 consecutive patients. Int J Med Sci. 2012;9:539-44.

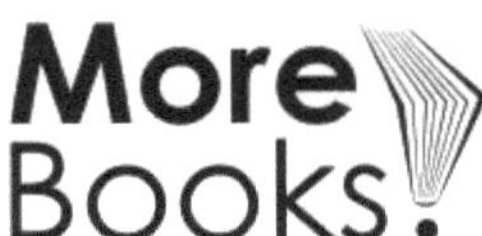

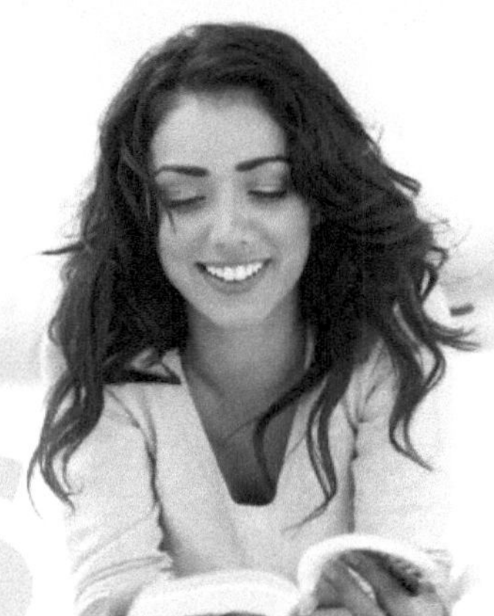

yes
I want morebooks!

Buy your books fast and straightforward online - at one of world's fastest growing online book stores! Environmentally sound due to Print-on-Demand technologies.

Buy your books online at
www.morebooks.shop

Compre os seus livros mais rápido e diretamente na internet, em uma das livrarias on-line com o maior crescimento no mundo! Produção que protege o meio ambiente através das tecnologias de impressão sob demanda.

Compre os seus livros on-line em
www.morebooks.shop

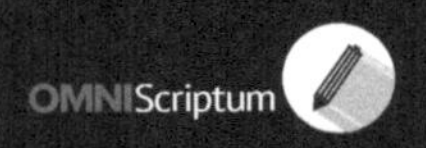

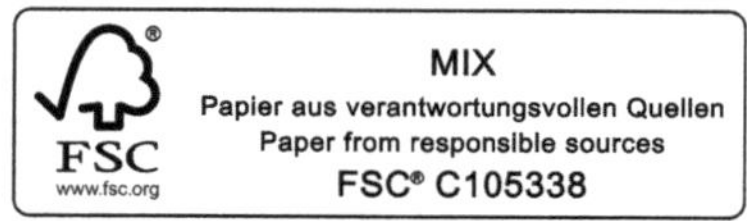

Printed by Books on Demand GmbH, Norderstedt / Germany